걷기만 해도
병이 낫는다

KBS 생/로/병/사/의 비밀
제작진이 밝힌 걷기의 기적

걷기만 해도 병이 낫는다

KBS 〈생로병사의 비밀〉 제작팀 지음

홍정기 감수

비타북스

인간은
걸을 수 있는 만큼만
존재한다.

· 장 폴 사르트르(Jean-Paul Sartre) ·

만성질환 시대,
걷기는 어떻게 인간을 구원하는가

길을 걷다 보면 사람들이 다양한 모습으로 보행하는 것을 볼 수 있다. 많은 사람들이 스마트폰을 보고 걷거나 옆 사람과 말하며 걷는데도 매우 편하게 걷는다. 반면 집중해서 걷는 것 같은데 불편하게 걷는 사람도 있다. 꽤 빨리 걷는 사람도, 상당히 느리게 걷는 사람도 있다.

보행은 의식적으로 행하지 않아도 매우 자동적이고 효율적으로 수행하도록 설계되어 있다. 그러나 개인의 신체와 건강 상태에 따라 다른 모습을 띤다. 보행 기능은 근골격계의 유연성과 파워, 신경계의 균형 조화를 요구하는 활동이기 때문이다. 건강한 상태를 유지한다면 많은 에너지를 소모하지 않고 불편함 없이 걷는 능력을 발휘할 수 있다. 그러나 안타깝게도 현대인들의 보행 능력은 빠르게 녹슬고 있다.

우리는 초고도화된 4차 산업시대에 접어들면서 앉아있는 시간이 급격하게 증가했다. 과거에 먹고살기 위해 수행했던 신체활동이 지금은 컴퓨터와 통신기기를 사용하며 최소화됐다. 이동 수단 또한 많이 변했다. 대부분 걸어서 이동했던 과거와 달리, 지금은 자가용과 대중교통을 이용하고 짧은 거리조차도 킥보드와 자전거로 이동한다.

인간에게 보행은 삶의 수단이었다. 물을 길어 오기 위해, 학교에 가기 위해, 사람을 만나기 위해, 일하기 위해 필수적인 수단이었다. 그러나 이제는 걷고 싶지 않으면 걷지 않고도 삶이 가능할 만큼 기술이 발전했다. 로봇의 발전으로 인간은 '인간일 수 있기'를 유지하는 신체활동이 줄어들고 있다. 인간다움이 줄어든 시대, 인간은 신음하고 있다.

세계보건기구에서는 2025년까지 세계 인구의 60퍼센트가 만성질환을 앓게 될 것이라고 예측한다. '만성질환 시대'에 사는 인간은 건강하기 위해 식이요법, 운동, 의학치료 등 다양한 방법을 찾지만 정작 핵심을 놓치고 있다. 바로 보행이다. 걷기만 해도 만성질환을 예방할 수 있다는 사실을 모른다.

보행을 잘하기 위해서는 균형감각과 반사신경 같이 매우 기본적인 신경계기능이 요구된다. 그러나 보행이 줄어든 인간은 신경계기능이 무뎌진다. 거북목 자세로 오랜 시간 컴퓨터를 할 때 목과 굽은 어깨를 바로잡는 능력이 상실되고, 보행 시 보폭이 줄어들고 속도도 느려진다. 의학계 연구 결과를 종합해보면, 천천히 걸을수록 뇌질환과 병을 얻을 확률이 높은 것으로 나타났다. 건강을 위해 우리에게 필요한 것은 어떠한 혁신적인 식이요법이나 건강식품, 운동법이 아닌 인간의 고유 상징인 두 발 걷기가 아닐까.

보행은 우리를 인간으로 돌아가게 한다. 걸을 때 둔해진 신경이 예민해지고, 힘이 없던 다리와 팔에 힘이 들어간다. 또한 필요 이상 섭취한 당분이 소모되고 내분비계의 균형을 잡게 된다. 뇌의 모든 부위에 자극이 전달되어 뇌와 몸의 연결성이 원활해지고 기분도 좋아진다.

KBS 〈생로병사의 비밀〉 제작팀이 출간한 이 책은 보행의 신비함을 가장 과학적이고 체계적으로 보여주고 있다. 너무나 익숙해서 중요성을 잊은 걷기 행위가 파괴되고 있는 인간을 어떻게 구할 수 있는지를 알려준다. 책에서는 일상에서 우리가 겪는 건강 고민을 낱낱이 다루고 있어 마치 나와 내 가족의 얘기를 듣는 것 같다. 책을 읽는 중에 걷고 싶다는 강력한 동기가 들게 하는 책이다. 나에게 보행을 찾아준 이 책에 감사하다. 모두들 Happy Walk! Healthy Life!

차 의과학대학교 스포츠의학대학원장 홍정기

1장

건강 수명을 늘리는 걷기 혁명 : 걷기의 놀라운 효능

일러두기

- 책에 등장하는 사례자의 이름은 모두 가명으로 표기했습니다.
- 책에 표기된 사례자 나이와 전문의 소속은 방송 시점을 기준으로 합니다.

3장

백년 걷기를 위한 지침 :
약이 되는 걷기, 독이 되는 걷기

4장

다양한 걷기 운동 : 상황별 걷기 방법과 효과

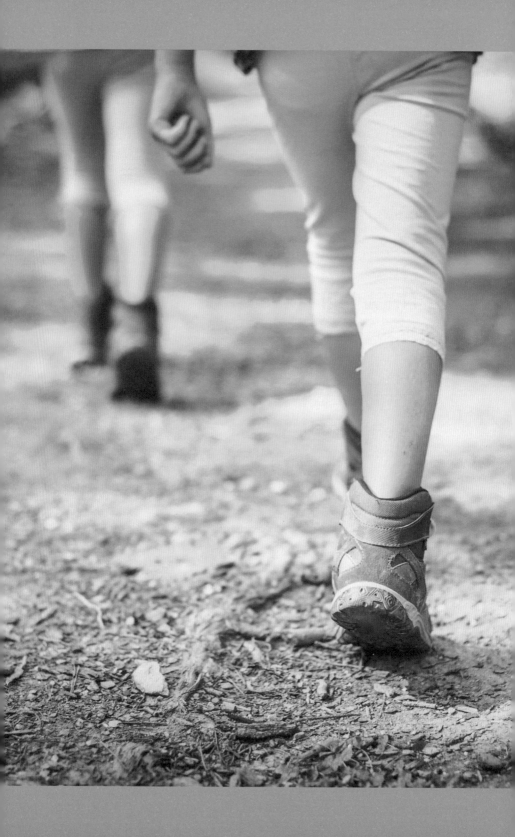

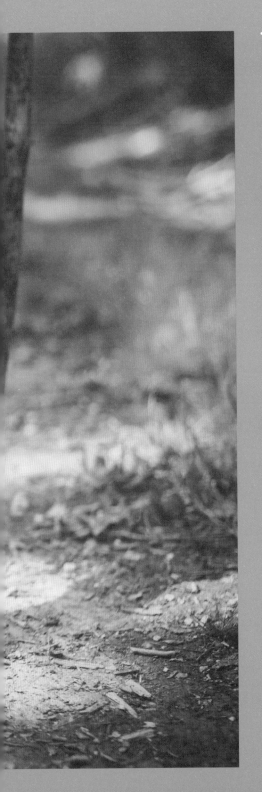

1

건강 수명을
늘리는
걷기 혁명

걷기의 놀라운 효능

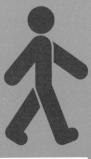

걷지 않으면
아플 수밖에 없다

인류의 삶이 획기적으로 달라진 건 산업혁명 이후부터인데, 이는 불과 150여 년 전의 일이다. 수동작업이 기계작업으로 바뀌고, 걷거나 말을 타는 대신 자동차라는 편리한 교통수단이 생겼다. 이후 우리 몸의 수고를 덜어주는 수많은 기계가 등장하면서 두 다리를 쓰는 일이 점점 줄어들게 되었다. 그와 함께 현대인의 건강도 점차 악화되기 시작했다.

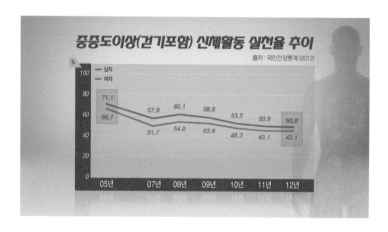

실제로 현대인은 얼마나 몸을 움직일까? 걷기를 포함한 중강도 이상의 신체활동 추이를 확인해본 결과, 성인 남녀 모두 10년 전보다 20퍼센트 이상 신체활동이 크게 감소한 것으로 나타났다. 전문가들은 앉아있는 시간을 줄이고 일어서서 움직이는 것에서부터 건강에 변화가 시작된다고 강조한다. 즉, 운동을 해야 한다는 것이다.

흔히 운동을 결심하고 가장 먼저 하는 건 헬스장이나 운동 강좌에 등록하는 것이다. 직장인 500여 명을 대상으로 설문조사를 실시한 결과, 운동을 결심한 이후 헬스장이나 수영장 등 운동시설에 등록했다고 대답한 사람이 43.7퍼센트로 가장 많았다. 하지만 운동시설에 등록한 이후 장기간 사용하지 않는다는 사람은 무려 60.5퍼센트에 달하는 것으로 나타났다. 절반이 넘는 사람들이 처음의 결심을 실천에 옮기지 못 하는 것이다.

이처럼 운동 실천율이 낮은 이유는 '운동을 하기 위해서는 별도의 시간을 내야 한다'는 고정관념을 갖고 있기 때문이다. 특히 운동하는 것의 가장 큰 장애 요인은 신발을 갈아신고, 옷을 갈아입고, 체육관까지 가야 한다는 번거로움에서 시작된다.

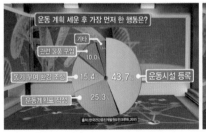
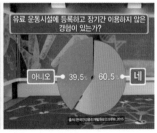

그러나 일상에서 걷기를 통해 움직이는 것은 이러한 번거로움 없이 건강해질 수 있는 방법이다.

출퇴근길에 한 정거장을 먼저 내려 걷거나, 엘리베이터 대신 계단을 이용하는 등 일상에서 5분, 10분 운동 시간이 쌓이다 보면 충분한 운동 효과를 얻을 수 있다. 실제로 미국인 6천여 명의 일상을 분석해 건강 상태를 비교한 결과, 생활 속에서 움직임을 늘리는 것이 지속적으로 시간을 들여 운동하는 것만큼 건강 개선 효과가 있는 것으로 나타났다.

그중에서도 걷기는 일상에서 움직임을 늘릴 수 있는 가장 쉬운 방법이다. 걷기의 효과에 대한 여러 연구를 종합 정리한 메타 연구에 따르면, 걷기는 누구나 할 수 있는 접근성 높은 운동이자 값비싼 장비나 특별한 시설이 필요하지 않은 운동으로 꼽힌다. 또한 어디서나 실천할 수 있기에 신체활동 부족과 건강의 불균형을 보완할 수 있는 매우 중요한 운동으로 평가된다. 일상에서 가장 쉽게 할 수 있는 걷기. 매일 조금씩 걷다 보면 건강에 한 걸음 더 다가설 수 있다.

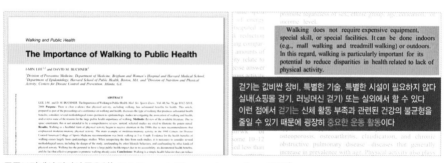

공중보건에서 걷기의 중요성(official journal of the american college, 2008)

중강도로 걷기만 해도
뱃살이 빠진다

전 세계적으로 비만율이 해마다 증가하고 있다. 국민건강 통계에 따르면 한국인의 비만율은 2005년 31.3퍼센트에서 2016년 34.8퍼센트로 10여 년 사이 비만율이 증가했다. 복부비만율도 2010년 24.3퍼센트에서 2016년 29.7퍼센트로 증가 추세를 보였다. 증가하는 비만율을 잡기 위해 영국과 프랑스 등 28개 나

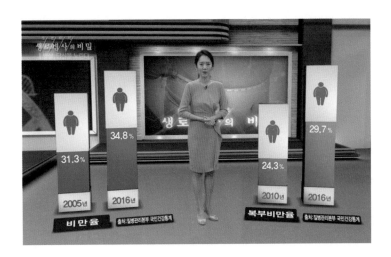

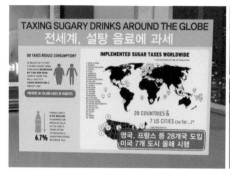
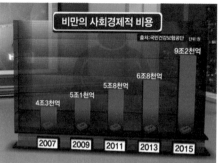

라에서는 비만을 유발하는 식품에 세금을 부과하고 있고 미국의 여러 도시에서는 '설탕세'라는 것을 도입하기도 했다. 이렇게 국가 차원에서 비만 대책과 캠페인을 적극적으로 추진하는 이유는 비만이 개인의 건강에 영향을 미치는 것은 물론 사회·경제적 손실로 이어지기 때문이다.

실제로 한국의 경우 비만으로 인한 사회적 비용이 2007년 4조 3천억 원에서 2015년 9조 2천억 원으로 2배가량 증가한 것을 확인할 수 있다. 우리의 건강과 사회·경제적 부담으로 돌아오는 비만. 특히 혈관질환, 암, 치매 발병의 위험을 높이는 복부비만은 관리가 필요하다.

걷기의 에너지 소비량과 체중 관리 효과

체중을 줄이고 복부비만을 관리하는 방법 중 가장 기본이자 중요한 것은 바로 에너지 소비다. 〈생로병사의 비밀〉 제작팀에서는 일상의 움직임에서 어느 정도 에너지가 소비되는지 알아보는 실험을 실시했다. 60대 피실험자가 휴대용 호흡 가스 분석기를 착용하고 일상에서 이루어지는 네 가지 동작을 취해보는 것이다. 휴대용 호흡 가스 분석기는 인체가 산소를 얼마만큼 섭취하는지 측정하는 기기다. 산소 측정량으로 근육에서 에너지가 발생하는 정도를 추정하고, 이를 토대로 간접적으로 에너지 소비량을 측정할 수 있다.

실험에서는 가만히 앉아서 텔레비전 보기, 선 자세로 설거지하기, 온몸을 움직여 걸레질하기, 실내 스트레칭하기의 동작별 에너지 소비량을 측정했다. 실험 결과 일상의 움직임에서 에너지 소비량은 텔레비전 시청 같이 앉은 자세가 가장 낮았고, 그다음 설거지 같은 선 상태의 동작 → 스트레칭 같은 맨손 운동 → 걸레질 같이 온몸을 쓰는 동작 순으로 에너지 소비량이 커지는 것을 확인했다. 즉, 네 가지 움직임 중 걸레질이 에너지 소비가 가장 큰 활동인 것이다.

그다음 야외에서 걷는 방법에 따라 에너지 소비량을 측정해 다른 일상 활동과 비교해봤다. 실험은 보통 걷기와 보폭을 10cm 정도 넓혀 걷는 두 가지 방법으로 진행했다. 실험 결과 보통 걷기는 스트레칭과 비슷한 에너지 소비량을 나타냈고, 보폭을 넓게 해서 걷는 것은 걸레질과 비슷한 에너지 소비량을 나타냈다. 걸을 때는 보폭을 넓게 하고 속도를 높이면 에너지 소비량이 늘고 근육을 많이 사용하기 때문에 운동 에너지 소비에 훨씬 더 효율적인 것이다.

실험에서 주목할 점은 걷기는 최소 30분에서 1시간까지도 지속이 가능하지만, 걸레질 같은 활동은 10분 이상 지속하기 힘들다는 것이다. 같은 에너지 소비량이라면 좀더 오래 지속할 수 있는 활동을 선택하는 것이 체중을 줄이고 복부비만을 관리하는데 더욱 효과적이다.

학계에서는 일상에서의 걷기 활동을 강도에 따라 세 종류로 구분하고 있다. 저강도 걷기는 앉기·서기·설거지·천천히 걷기, 중강도 걷기는 계단 내려가기·빠르게 걷기·물건 옮기기·10cm 보폭 넓혀 걷기, 고강도 걷기는 천천히 달리기·계단 오르기·보통 달리기가 해당된다.

일반적으로 강도가 높은 걷기 활동이 더 많은 에너지를 소비하지만, 중강도 걷기를 조금 길게 하는 효과나 고강도 걷기를 짧게 하는 효과나 운동 결과치는 같다고 본다. 그러므로 고령층이라면 짧은 시간 무리하게 고강도로 걷기보다 좀더 긴 시간

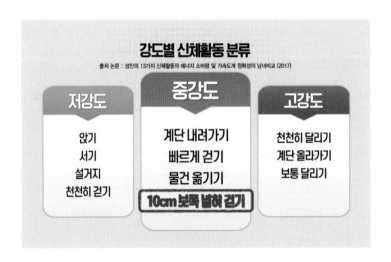

강도별 신체활동 분류
출처 논문 : 성인의 13가지 신체활동의 에너지 소비량 및 가속도계 정확성의 남녀비교 (2017)

저강도	중강도	고강도
앉기 서기 설거지 천천히 걷기	계단 내려가기 빠르게 걷기 물건 옮기기 10cm 보폭 넓혀 걷기	천천히 달리기 계단 올라가기 보통 달리기

중강도로 걷는 것이 건강에 더욱 유익할 수 있다.

걷기와 근력 운동의 효과 비교

그렇다면 복부비만을 관리하는데 근력 운동의 효과는 어떨까? 걷기와 근력 운동의 효과를 비교하기 위해 복부와 허벅지에 근육의 움직임을 측정하는 전극을 부착한 후 실험을 통해 알아봤다. 먼저 복부를 집중적으로 움직이는 복근 운동을 20분간 하며 산소 섭취량, 심박수, 에너지 소비량을 측정했다. 다음은 가장 흔히 하는 걷기로 살짝 땀이 날 정도인 중강도 걷기의 운동 효과를 알아봤다. 마지막으로 5분간 걷기와 달리기를 교대로 반복하는 인터벌 걷기를 시행했다. 세 가지 운동 중 어떤 운동이 가장 효과적일까?

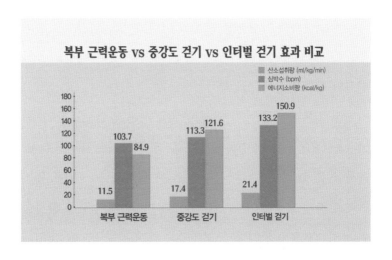

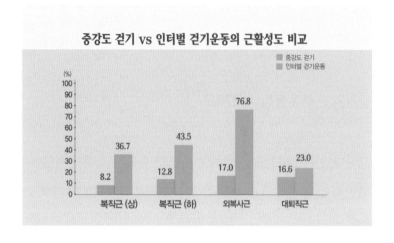

중강도 걷기 vs 인터벌 걷기운동의 근활성도 비교

실험 결과 산소 섭취량, 심박수, 에너지 소비량 모두 인터벌 걷기가 가장 높은 것으로 나타났다. 또한 중강도 걷기와 인터벌 걷기를 비교한 결과, 인터벌 걷기의 근육 활성도가 최대 4배 이상 높은 것으로 확인됐다.

실험을 통해 체중 감량에는 인터벌 운동이 가장 높은 효과가 있다는 것을 알 수 있었다. 반면 복부 근력 운동은 상대적으로 에너지 소비량이 가장 낮은 것으로 나타났다. 결과적으로 전신 운동을 통해 에너지 소비량을 증진 시키는 것이 복부는 물론 전신의 체중 감량에도 효과적이라고 할 수 있다.

한때 일본에서 앉아서 쉽게 뱃살을 빼는 방법으로 '드로인(draw-in) 운동'이 유행하며 주목을 받았다. 드로인 운동은 앉아서 배를 안쪽으로 끌어당겨 힘을 준 상태로 10~30초 유지하며 편하게 호흡하는 운동법이다. 재활의학에서 요통 환자를 위한 치료법으로 쓰인다. 드로인 운동의 효과를 알아보기 위해 피실험자가 드로인 자세로 10분, 편안한 자세로 10분 앉아있은 후 에너지 소비량을 측정했다. 실험 결과, 드로인 자세가 편안한 자세에 비해 산소 섭취량과 에너지 소비량이 조금 더 높은 것으로 나타났다. 하지만 그 차이가 적고, 같은 시간 걷기와 비교하면 에너지 소비량이 7배 이상 차이 난다. 항간의 속설인 뱃살을 꼬집거나, 복근 운동만 집중하거나, 앉아서 드로인 자세를 취한다고 해서 복부비만을 해소하기는 어렵다.

복부비만을 해결하기 위해서는 유산소 운동을 통해 전신 운

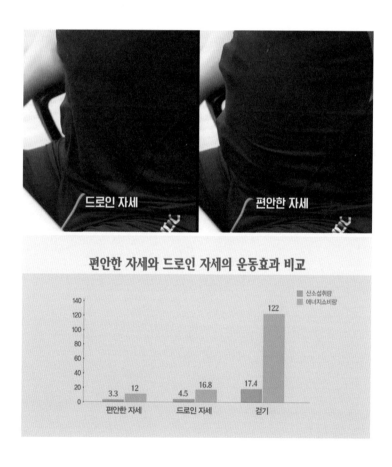

동을 하는 것이 가장 효과적이다. 시간이 없다면 심박수를 높이는 강도 높은 운동을 선택하는 것이 좋다. 무엇보다 걷기 같이 중강도 이상의 신체활동을 통해 근육량을 늘리면서 건강한 체중을 유지한다면 누구나 비만에서 벗어날 수 있고 나아가 만성질환까지도 예방이 가능하다. 개인과 사회 모두에게 부담을 주는 비만, 걷는 것만으로도 얼마든지 관리할 수 있다.

햇볕을 쬐며 걸으면
뼈가 튼튼해진다

"평소 움직이지 않고, 밖에 나가서 햇빛 보는 것도 별로 좋아하지 않고, 사우나 다니는 거나 좋아하고⋯. 생활습관이 이렇다 보니 이른 나이에 골다공증이 왔어요."

도서관 사서로 근무하고 있는 김미연(가명, 57세) 씨. 주로 앉아서 근무하는 그녀는 골다공증을 앓고 있다. 김미연 씨에게 골감소증이 나타나기 시작한 것은 40대 무렵, 뼈에 이상이 오기엔 이른 나이였다. 김미연 씨는 뼈 건강이 급격히 나빠진 이유가 과거의 생활습관 때문이라고 말한다. 골다공증 진단 이후 김미연 씨에게 새로운 습관이 생겼다. 젊은 시절 애써 외면했던 햇볕을 쬐기 위해 시간을 내어 산책을 시작한 것이다. 날씨가 괜찮고 햇볕이 너무 따갑지 않으면 출근하기 전에 집 앞에 있는 산책길을 30분 정도 걷고, 버스를 탄다.

40~50대 중년 여성이 이른 나이에 골다공증의 위험에 노출되는 까닭은 무엇일까? 동국대 일산병원 내분비내과 최한석

교수는 잘못된 생활습관에서 그 원인을 찾는다. 햇빛 연구 분야의 권위자인 최 교수는 햇빛에 대한 나쁜 인식 때문에 과도하게 햇빛을 피하려는 경향이 있다며, 자외선 차단제를 수시로 바르거나 햇빛 노출을 최소화하는 복장에 우려를 나타냈다.

건강보험심사평가원 자료에 따르면 우리나라 골다공증 환자는 해마다 크게 증가해 2011년 77만 명을 넘어선 것으로 나타났다. 또한 골다공증성 척추 압박 골절로 병원을 찾은 134명의 환자를 조사한 결과 환자 중 65퍼센트가 혈중 비타민 D 부족으로 나타났으며, 이는 곧 햇볕 쬐기의 중요성을 시사한다.

비타민 D의 90퍼센트는 햇빛을 피부로 쬘 때 만들어진다. 햇빛이 피부에 닿으면 자외선이 피부를 자극해 비타민 D가 생성된다. 비타민 D는 혈관을 따라 간으로 이동해 화학적 구조를 바꾸고, 이후 신장으로 이동해 활성형 비타민 D로 변화한다. 활성형 비타민 D는 소장으로 이동해 장세포를 자극시켜 칼슘의 흡수를 돕는다. 이처럼 비타민 D는 뼈 건강을 유지하는데

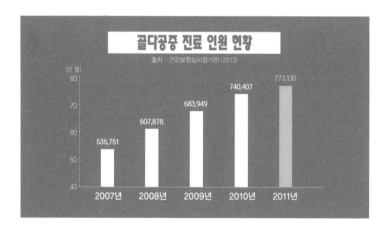

골다공증 진료 인원 현황

출처 : 건강보험심사평가원 (2013)

(만 명)

2007년	2008년	2009년	2010년	2011년
535,751	607,878	683,949	740,407	773,130

중요한 역할을 하며, 따라서 햇볕 쬐기와 계단 오르기 같은 생활 속 사소한 실천은 우리의 뼈 건강에 지대한 영향을 준다.

하지만 우리가 햇볕을 쬐는 시간은 점점 더 짧아지고 있다. 그 결과 혈중 비타민 D 수치는 빠르게 줄어들고 있다. 건강보험심사평가원 자료에 따르면 비타민 D 결핍으로 내원한 환자는 2010~2014년 사이 3천 명에서 3만 명으로 10배 이상 증가한 것으로 나타났다. 특히 비타민 D 결핍은 여성에게 두드러졌는데, 이는 햇빛을 기피하는 경향이 남성보다 여성에게 더

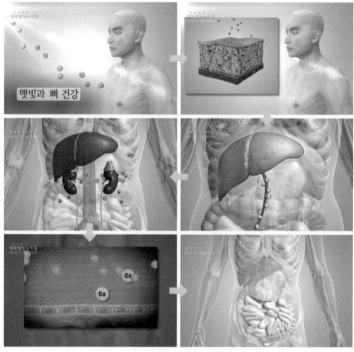

햇빛과 뼈 건강 관계 : 햇빛이 피부에 닿으면 비타민 D가 생성된다. 비타민 D는 간과 신장으로 이동해 활성형 비타민 D로 변한다. 이 활성형 비타민 D는 소장으로 이동해 장세포를 자극시켜 칼슘의 흡수를 돕는다.

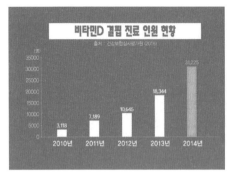

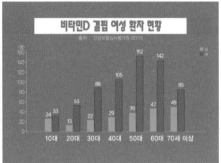

강하게 나타나기 때문인 것으로 해석할 수 있다.

하늘이 준 천혜의 선물 햇빛. 하지만 하얀 피부를 선호하는 20~30대 젊은 여성에게 햇빛은 공공의 적이 된 지 오래다. 과거에는 비타민 D 결핍이나 부족은 보통 노인층이나 고령층의 문제라고 생각했다. 그런데 한국의 국민건강영양조사 자료와 일본, 아시아 국가에서 나온 자료만 봐도 젊은 20대 여성의 비타민 D 수치가 가장 낮고 오히려 50~60대의 비타민 D 수치가 더 높게 나온다.

미용 측면에서 햇빛을 지나치게 기피하는 것만 문제가 되는 것은 아니다. 운동 부족이나 좌식생활로 인해 앉아서 보내는 시간이 너무 많은 것도 뼈 건강에 문제를 가져올 수 있다. 우리나라 성인은 하루 중 앉아서 보내는 시간이 남녀 모두 7시간을 넘는다. 특히 20대 여성은 무려 9시간을 앉아서 보내고 있다. 또한 규칙적으로 운동을 하지 않는 이들을 연령별로 분류해 살펴본 결과, 70세 이상을 제외하면 10대에서 30대가 상위권을 차지한 것으로 확인된다.

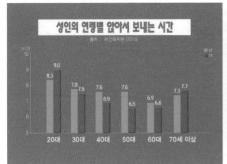

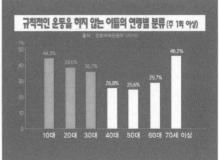

　　전문가들은 여성의 경우 30세 이후가 되면 점차 골량의 감소를 겪게 되기 때문에 젊은 시기에 최대한의 골량을 확보하는 것이 중요하다고 강조한다. 여성은 폐경기 이후에 급속한 골량 감소가 발생할 수 있어 미리 최대한의 골량을 확보해야 훗날 골감소가 발생하더라도 골감소증이나 골다공증으로의 이환을 막을 수 있다. 평소 햇볕을 쬐며 걷는 습관은 근본적으로 골밀도를 높일 수 있는 방법으로, 뼈를 튼튼하게 만들 수 있는 가장 좋은 방법이다.

계단을 오르면 심혈관기능과
심폐기능이 강화된다

김광현(가명, 40세) 씨는 심장으로 가는 왼쪽 혈관이 95퍼센트 가까이 막혀 응급 시술을 받았다. 김광현 씨가 시술한 계기는 경사진 곳을 빠른 걸음으로 걸을 때 가슴이 조여 오면서 숨을 못 쉴 정도의 통증을 느꼈기 때문이다. 비교적 젊은 나이였지만 평소 기름진 음식과 고기 위주의 식사, 그리고 현저히 부족한 운동량이 문제였다. 근본적인 치료를 위해서는 생활습관 개선이 시급한 상황. 주치의는 몸의 지구력과 하체 근력을 키울 수 있도록 계단 오르기를 권유했다.

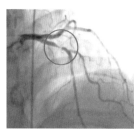
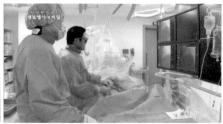

김광현 씨는 심장으로 가는 왼쪽 혈관이 95퍼센트 가까이 막혀서 심장 스텐트 시술을 받았다.

걷기는 전신의 혈관을 짜주는 행위

계단 오르기는 지구력을 강화하고 근력을 키울 수 있는 운동이다. 지구력을 강화하는 운동은 심장에 산소와 영양 공급을 효율적으로 해서 협심증 발작 위험을 줄여 생존율을 높일 수 있다. 또한 하체 근력을 강화하면 에너지 넘치는 생활도 가능하다. 실제로 미국 하버드대가 발표한 심혈관계 논문에 따르면, 일주일에 20층 이상 계단을 오르는 사람은 그렇지 않은 사람에 비해 사망률이 21퍼센트 감소했다는 연구 결과가 있다.

연세대 세브란스병원 심장혈관외과 장병철 교수 역시 원활한 혈액순환과 심폐기능 강화를 위해 계단을 이용한다. 그는 하루에 보통 60층 이상의 계단을 오를 정도로 소문난 계단 마니아다. 장 교수가 계단을 오르기 시작한 것은 지금으로부터 15년 전의 일이다. 예전에는 4~5km를 달려도 몸에 아무 이상이 없었는데, 어느 순간부터 숨이 차는 것을 느끼고 운동을 시작했다. 중환자실과 일반 병동을 오가며 회진을 돌 때도 장 교

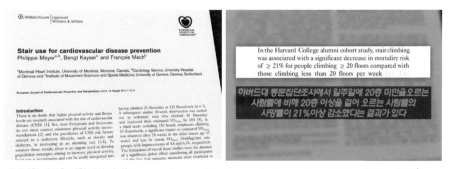

심장질환 예방을 위한 계단 걷기(European Journal of Cardiovascular Prevention and Rehabilitation, 2009)

수의 선택은 언제나 엘리베이터가 아닌 계단이다.

장 교수는 "걷는 것은 다리 근육을 이용해 혈관을 짜주는 행위로 전신에 원활한 혈액순환이 이루어질 수 있다"고 말한다. 동맥으로 흘러간 피가 하체로 가서 정맥을 통해 심장으로 돌아오는 과정에서 혈액의 흐름이 정체되어 있으면 혈전이 생기고, 이 혈전이 심장으로 들어와서 허파로 흘러가면 갑자기 사망하게 된다. 즉, 혈액이 정체되지 않도록 자주 걷는 것이 좋은데 계단을 오르면 다리 근육에 힘을 주게 되어 다리에 있는 피가 심장으로 원활하게 순환할 수 있다.

심폐기능이 강화되는 원리

혈액순환을 돕는 것 외에 계단 오르기의 또 다른 장점은 심폐기능을 향상시킨다는 것이다. 만약 감기에 걸려서 가래가 생겼는데, 그것을 제대로 뱉어내지 못하면 폐렴을 앓게 된다. 가래가 생겼는데 뱉어내지 못한다는 것은 건강한 사람이라면 상식적으로 이해가 가지 않을 수 있다. 하지만 심폐기능, 특히 폐기능이 약하고 근력이 없는 사람은 가래가 차도 뱉어낼 기력이 없다. 가래가 차다 보면 폐렴이 되고 그게 회복이 안 되면 사망에 이르게 되는데, 노인 사망 원인 중 높은 비중을 차지하는 것이 바로 폐렴이다. 폐렴을 예방할 수 있는 가장 좋은 방법은 심폐기능을 강화하는 것이고 특히 숨 쉬는 근력을 강화하는 것이 매우 중요하다.

걷거나 계단을 오를 때 우리 몸은 산소를 필요로 한다. 전신에 산소를 공급하기 위해 폐 운동은 점차 빨라지게 되고 그렇게 스며든 산소는 혈액과 함께 심장 운동을 통해 전신으로 퍼진다. 계단을 오를수록, 강도를 높여 걸을수록 필요한 산소량이 증가하고 심장 박동수도 점차 빨라지게 되는데, 이 과정이 반복되면서 심폐기능이 향상되는 것이다.

덴마크의 한 연구진이 직장인 160명을 대상으로 진행한 계단 오르기 실험에서 계단 운동의 효과를 조금 더 구체적으로 확인할 수 있다. 직장에서 10주 동안 하루 10분씩 계단을 오른 실험 대상자들은 유산소 능력(호흡, 순환, 혈액의 산소 운반 능력)

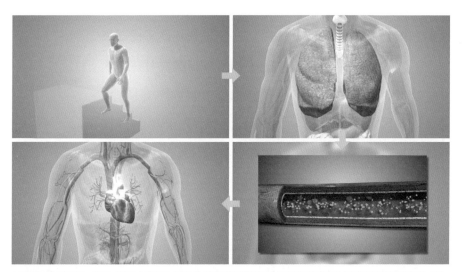

심폐기능이 강화되는 원리 : 걷거나 계단을 오를 때 몸은 전신에 산소를 공급하기 위해 폐 운동이 점차 빨라진다. 산소는 혈액과 함께 심장 운동을 통해 전신으로 퍼지고, 강도를 높여 걸을수록 심장 박동수가 점차 빨라진다. 이 과정이 반복되면서 심폐기능이 향상된다.

이 향상됐으며 수축기 혈압과 이완기 혈압은 모두 감소한 것으로 나타났다.

보폭을 넓혀 힘차게 걷거나 계단을 빠르게 오르면 근육이 피로하고 숨이 차게 된다. 숨이 차면 보통 큰 숨을 몰아쉬는데, 이때 숨 쉬는 근력이 강화된다. 심장 박동이 적절한 빠르기로 힘차게 뛰면 심장 건강에 도움이 되므로, 결국 걷기와 계단 오르기는 심장과 폐를 모두 단련할 수 있는 가장 좋은 심폐기능 강화 운동이라 할 수 있다.

힘차게 계단을 오르면
뇌가 젊어진다

더운 여름이나 추운 겨울에는 실외에서 걷기 운동을 꾸준히 하기 어렵다. 반면, 계단 오르기는 계절에 상관없이 아파트와 상가 내에서 걷기 운동을 할 수 있는 좋은 방법이다. 2016년 노화 신경 생물학 저널에 계단 오르기와 뇌 건강에 관한 놀라운 연구 결과가 게재됐다. 19~79세 성인 331명을 대상으로 계단 오르기

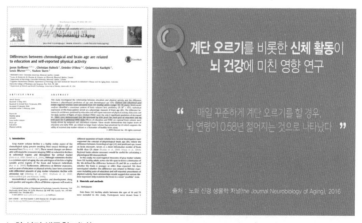

노화 신경 생물학 저널(The Journal Neurobiology of Aging, 2016)

가 뇌 건강에 미치는 영향을 연구한 결과, 꾸준히 계단을 오르는 사람의 경우 뇌 연령이 약 6개월가량 젊어졌다는 것이다. 또한 뇌를 젊게 유지하는데 도움을 주는 계단 오르기가 치매 같은 신경퇴행성 질환의 발병을 늦추는데 긍정적인 영향을 줄 수 있다고 나타났다.

계단을 꾸준히 오르며 건강을 챙기고 있다는 신남옥(가명, 73세) 씨는 나이가 무색하게 느껴진다. 운동을 마치고 모두가 엘리베이터로 향할 때도 신남옥 씨의 선택은 계단이다. 여러 층의 계단을 오르면서도 숨 한번 고르는 법이 없다. 신남옥 씨는 자신의 건강 비결로 일상에서 실천하는 운동을 꼽는다. 잠시라도 쉬지 않고 몸을 움직이는 것이 생활에 활력을 불어넣고, 건강을 유지하는데 도움을 준다고 믿기 때문이다.

"제 몸이 굉장히 단단해보여서 주변 사람들이 부럽다고 해요. 계단 오르기가 좋다고 권유해도 허리가 아프고, 다리가 아프니까 안 하죠. 시니어타운 엘리베이터에 나이 드신 분들 앉으라고 의자가 있는데 제가 앉지 말고 일어서라고 해요."

운동이 생활의 일부가 된 신남옥 씨의 건강은 현재 어떤 상태일까? 운동이 정신 건강에 미치는 영향을 알아보기 위해 병원을 찾아 2년 전에 진행했던 인지기능 검사를 다시 한 번 실시했다. 놀랍게도 신남옥 씨의 검사 결과는 지난번 검사 때보다 오히려 좋아졌다.

가톨릭관동대 국제성모병원 신경과 김영인 교수는 신남옥 씨의 검사 결과가 좋아진 가장 큰 이유로 걷기를 꼽았다. 걸으면 뇌에 혈류가 증가하면서 뇌세포의 활성화가 유지되기 때문에 뇌가 위축되지 않는다. 그래서 김 교수는 고령 환자에게 걷기와 계단 오르기를 적극적으로 권한다. 그중에서도 계단 오르기는 평지를 걷는 것보다 더 많은 뇌세포가 활성화되어 치매를 예방하고 치매가 악화되는 것을 막는다고 강조한다.

계단을 오를 때 우리 몸의 심장 박동수는 점차 빨라지고 그로 인해 혈류량이 증가한다. 이때 뇌로 흐르는 혈류량도 늘어나는데, 뇌 혈류가 증가하면 자연히 뇌세포의 활성화가 이루어진다. 즉, 계단을 꾸준히 오르면 뇌 혈류 흐름과 뇌세포 활성화에 도움을 주기에 치매나 경도인지장애 등 뇌의 노화로 발생하는 각종 질환을 예방할 수 있다.

임상노인학회지에 게재된 한 연구에 따르면 고령자를 대상으로 걸음 속도와 인지기능의 연관성을 살펴본 결과, 걸음 속도가 느릴수록 인지기능이 낮은 것이 확인되었다. 뇌에서 해마의 위축으로 걷기 속도와 보폭이 줄어드는 것이다. 결과적으로 꾸준히 활력 있게 걸으면 치매는 물론 인지능력이 떨어지는 것을 예방해서 젊음을 최대한 오래 유지할 수 있다.

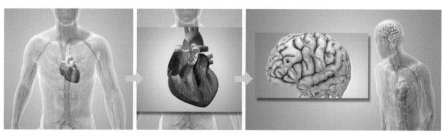

계단을 오르면 심장 혈액량과 뇌혈류가 증가해 뇌세포가 활발해진다.

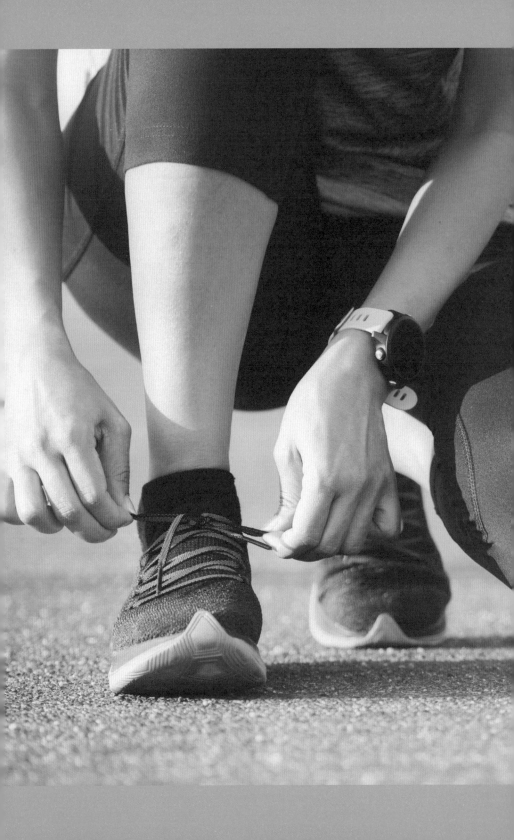

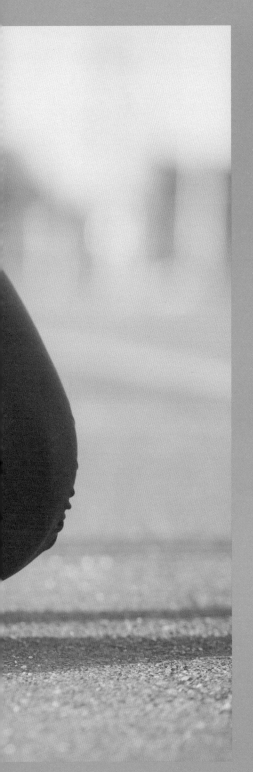

2

통증과
질병을
이겨내다

걷기로 기적을 경험한 사람들

나에게 맞는 걷기로
허리 통증을 이겨내다

2016년 3월, 〈생로병사의 비밀 : 계단, 건강을 오르다〉 편에서는 계단 오르기가 주는 이로움에 대해 방송했다. 그리고 방송 말미에 계단 오르기를 유도하는 스티커를 배포하겠다는 계획을 밝혔다. 방송이 나간 이후 개인과 단체의 이름으로 홈페이지와 전화를 통해 많은 시청자들이 스티커를 신청했다. 스티커 신청

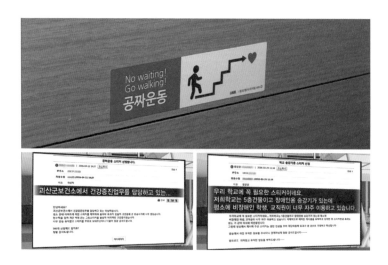

자 수가 약 450여 건에 달했는데, 그만큼 계단 오르기에 관심을 갖는 이들이 늘었다는 방증이다. 스티커 신청자 중에는 아파트 주민들 혹은 회사 동료들의 건강을 위해 함께 계단 오르기를 실천하고 싶다는 사연이 가장 많았다.

계단 스티커를 신청한 신진수(가명, 55세) 씨는 자칭 '계단 마니아'다. 계단을 오르기 시작하면서 건강의 변화를 느꼈고, 이 좋은 운동을 다른 이들과 공유하고 싶은 마음에 블로그를 운영하고 있다. 새로운 계단 오르기 방법을 개발할 때마다 동영상과 짤막한 설명을 올린다. 계단 오르기는 같은 근육을 반복적으로 사용하기 때문에 여러 가지 근육을 사용할 수 있도록 동작에 변화를 주곤 한다. 지금까지 신진수 씨가 개발한 계단 오르기 방법은 모두 9가지. 하지만 신진수 씨가 처음부터 계단 오르기에 주목했던 것은 아니었다.

"제가 30대 중반에 교통사고를 크게 당하고 나서 이런저런 운동을 해도 안 되다가 40대 중반에 계단 오르기를 시작해서 지금까지 10년을 했습니다."

지금은 20대 못지않은 체력을 자랑하지만 10년 전에는 허리 통증으로 앉아있기조차 쉽지 않았다고 한다. 좋아하던 테니스와 달리기는 허리에 충격이 가서 그만두고, 등산도 내려올 때 충격이 있어서 중단했다. 그 당시에는 아파서 인간관계를 유지하는 것조차 힘들었다. 술자리도 할 수 없었고 동호회도 모두 탈퇴했다. 퇴근하면 집에 와서 소파에 다리를 올려놓고 가만히 몸을 쉬는 것이 일상이었다.

그 어떤 운동도 할 수 없었던 신진수 씨가 건강을 되찾게 된 것은 우연히 시작한 계단 오르기 덕분이었다. 퇴근길에 11층인 집을 계단으로 오르면서 뒷짐을 졌는데, 등 근육이 매우 율동적으로 움직이는 것이 느껴졌다. '혹시 이게 내 몸에 맞는 운동이 아닐까?'라는 생각을 한 신진수 씨는 그 이후 계단을 오르기 시작했다. 3개월 동안 계단 오르기를 하고 나니 체력이 향상되고 등 근육이 생기는 게 느껴졌다. 6개월 뒤에는 직원 체육대회에 나가서 축구를 했는데 젊은 직원들보다 훨씬 더 잘 뛰고 있는 자신을 발견했다. 지금까지 한 운동이라고는 계단 오르기밖에 없었기 때문에 정말 자신의 몸에 맞는 운동이라는 확신이 들었다고 한다.

신진수 씨는 30대 중반에 겪은 교통사고 이후 계단 오르기를 통해 재활을 하고 있다. 현재 그의 허리는 어떤 상태일까? 정확한 확인을 위해 MRI 검사를 실시했다. 검사 결과 신진수 씨는 올바른 자세를 유지하는데 필요한 대요근(허리뼈와 허벅지뼈를 잇는 근육)이 굉장히 발달되어 있는 것을 확인할 수 있었다. 계단을 오를 때 우리 몸은 허리를 곧게 세우게 되는데 그로 인해 3가지 척추기립근인 장늑근, 최장근, 극근이 발달하게 되어 척추가 받는 부담을 줄인다. 즉, 계단 오르기를 꾸준히 하면 근육이 강화되어 척추 건강 유지에 큰 도움을 줄 수 있다.

계명대 동산의료원 신경외과 김인수 교수는 계단 오르기가 대요근을 발달시키는 중요한 운동이라고 강조한다.

"대요근은 선 자세, 올바른 정자세를 유지하는데 아주 중요

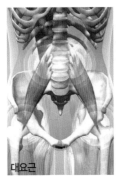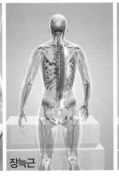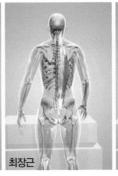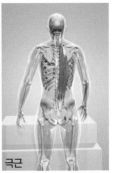

대요근 　 장늑근 　 최장근 　 극근

한 역할을 합니다. 안타깝게도 대요근은 다른 근육에 비해서
심부 깊숙한 곳에 자리잡고 있어 운동을 해도 별로 못 느낍니
다. 그런데 계단 오르기를 하면 대요근을 효과적으로 단련할
수 있습니다."

대학교 취업지원과에서 일하고 있는 신진수 씨는 운동량이
부족한 학생들이 계단 오르기를 통해 건강을 챙기길 바라는 마
음에서 스티커를 신청했다. 학생들의 생활습관에 변화를 일으
키기 위해 학교 건물 곳곳에 스티커를 부착한 신진수 씨는 자
신이 그랬듯, 많은 학생들이 계단 오르기라는 좋은 운동을 통
해 체력을 향상시키고 건강해지기를 바란다고 말한다.

등산으로 척추협착증을 극복하다

강인호(가명, 55세) 씨는 지금은 건강한 모습이지만 10여 년 전
인 40대 초반, 일상생활이 힘들 정도의 허리 통증에 시달렸다.

"버스를 탈 수가 없더라고요. 버스가 흔들거리는데 그 충격이 정말 식은땀이 쫙 나고, 손잡이를 잡기도 힘들 정도였어요."

통증이 심해지자 병원을 찾았다. 당시 강인호 씨의 진단명은 척추관협착증과 추간판탈출. 치료를 위해 위아래 척추 사이에 뼈를 이식해 두 개의 뼈를 하나로 합치는 척추유합술을 받았다. 담당 의사는 회복을 위해 걷기를 권유했고, 걷다 보니 발걸음은 자연스레 산으로 향했다.

청계산 같이 흙으로 된 등산로가 많은 곳, 정비가 잘 되어 있는 산책로 등 오르기 쉬운 산부터 천천히 걷기 시작했다. 그렇게 산에 오른 지 벌써 20년째. 20대 중반부터 달고 살았던 허리 통증은 깨끗이 사라졌다. 강인호 씨는 등산이 허리 건강을 되찾는데 큰 도움이 되었다고 말한다.

"비탈길을 오르거나 내려갈 때 다리에 힘과 근력이 생기잖아요. 등산은 몸을 똑바로 지탱하는 기둥을 만드는 운동이라 생각합니다."

등산을 통해 허리 통증을 극복하고 산의 매력에 푹 빠진 그는 몇 년 전부터 직접 산악회를 조직해 활동하고 있다. 자신의 노하우를 사람들에게 알려주고 싶은 마음에서다. 전국에 있는

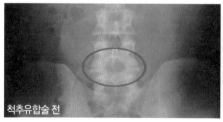
척추유합술 전

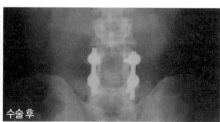
수술 후

100대 명산에 도전하기 위해서 활동을 시작했고, 2013년부터 지금까지 매 주말 산행을 하고 있다.

강인호 씨는 평지를 걷는 것조차 힘들던 때가 있었지만 이제는 어떤 형태의 산도 무리 없이 오른다. 허리가 호전되는 상태에 따라 욕심내지 않고 한 단계 한 단계 난이도를 높인 덕분이다. 그는 자신의 증상과 수준에 맞는 산을 선택하는 것이 중요하다고 말한다.

"허리 통증이 매우 심하다면 부드럽게 걸을 수 있는 흙산을 오르는 것이 좋습니다."

허리 건강을 위해 그가 또 하나 강조하는 것은 걷는 자세다. 등산은 오래 걷는 운동인 만큼 허리에 부담을 덜 주는 것이 중요하다고 여기기 때문이다. 그가 추천하는 보행법은 몸을 측면에서 봤을 때 엉덩이가 나오고 허리가 들어가도록 자연스러운 S자를 만들고, 등을 곧게 편 바른 자세를 유지하며 일자로 걷는 것이다.

처음에는 그저 높고 험난하게만 느껴지던 산을 한 발짝 한 발짝 오르다 보니 어느새 정상에 닿았고 이제는 다른 사람들을 인솔할 여유까지 생겼다. 자연과 호흡하며 건강을 챙기는 이

직접 산악회를
조직해 등산하는
강인호 씨

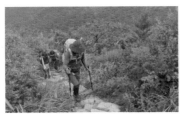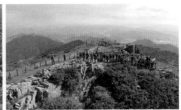

시간이 그에게는 더없이 소중하다. 걷는 길에 가끔 뒤도 돌아보고 하늘도 보면서 자연의 바람을 느낀다는 강인호 씨. 새 소리도 듣고 간혹 흐르는 시냇물에 손도 담그며 자연과 가까워지는 동시에 마음이 너그러워진다는 그는 오늘도 가벼운 발걸음으로 산을 오른다.

걷기로 통증의 두려움을 벗어나다

신현아(가명, 51세) 씨는 7년 전, 일곱째 막내 아이를 출산한 후 걷기 운동을 하다가 통증 때문에 중단했다. 지금도 오래 서 있거나 앉아서 같은 자세로 계속 일을 할 수가 없다. 허리가 아프기 때문이다. 집안일을 하다가도 잠시 누워서 쉬어야 한다. 지금은 처음 통증을 느꼈을 때처럼 강도가 심하지 않지만 무리하면 다시 그때 같은 극심한 고통이 생길까봐 두려워서 미리 조심하는 경우가 많아졌다.

7명의 아이들을 돌보며 쉴 틈 없이 살아온 세월, 신현아 씨는 자신을 챙길 여유가 없었다. 학창시절 농구선수를 할 만큼 건강했지만 지금은 몸도 마음도 예전 같지 않음을 느낀다. 통증이 심해지면서 쉽게 지치고 우울할 때가 많아졌다.

"예전에는 걷는 거 참 좋아했어요. 통증이 나아지고 원래 건강했던 때처럼 걸을 수 있는 상태가 된다면 노력해서 그때로 돌아가고 싶죠."

통증의 원인을 찾기 위해 검진을 실시했다. 신현아 씨에게 어떤 문제가 있을까? 허리 통증의 주요 원인은 틀어진 척추 때문이었다. 과거 허리 통증 때문에 통증이 덜 느껴지는 쪽으로 척추를 비틀어서 보상하려는 '회피반사'가 생겨서 척추가 좌우로 틀어진 양상을 보였다. 이 경우 허리를 앞으로 숙이는 자세는 되도록 피해야 한다. 구부정한 자세로 오래 앉아있거나 서 있는 것도 금기사항. 척추의 움직임을 원활하게 해주는 가벼운 스트레칭과 걷기가 통증 완화에 효과 있지만 이 또한 지나치게 오래 하면 안 된다.

신현아 씨는 병원에서 배운 훌라후프 돌리기 동작과 허리를 좌우로 돌리는 스트레칭을 틈나는 대로 실시했다. 무엇보다 이제 가까운 거리는 되도록 걸어 다니려고 노력한다. 예전에는 허리가 아플까봐 두려워서 가까운 거리도 되도록 걷지 않았다. 하지만 지금은 아이 학교를 갈 때나 장을 보러 갈 때도 버스를 타지 않고 걸어서 다닌다.

조금씩 조금씩 걷기 시작하며 한층 밝아진 신현아 씨는 걷기

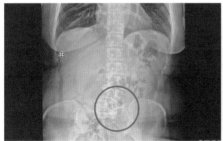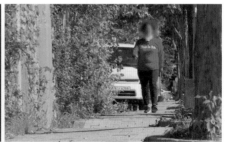

신현아 씨는 척추가 좌우로 심하게 틀어져 통증이 심했다. 통증 완화를 위해 가까운 거리는 걸어 다니려고 노력한다.

를 통해 삶이 쾌활하고 밝아져서 기쁘다고 말한다. 이처럼 걷기는 통증을 줄이는 것 외에도 살아가는데 있어서 긍정의 힘을 발휘하기도 한다.

✚ 전문의 한마디　통증에 맞게 걷기 강도를 조절해야 한다

디스크에 문제가 있는 사람이 장시간 무턱대고 걷는 것은 꼭 좋은 효과만 있는 것은 아니다. 오히려 디스크에 압력을 높이고, 신경 뿌리를 압박하는 부정적인 영향을 미칠 수 있으므로 전문의를 찾아 증상을 봐가면서 적절히 걷는 강도를 조절하는 것이 바람직하다.

이용택 교수(성균관대 강북삼성병원 재활의학과)

걷기와 하체 근력 운동으로
무릎 관절을 관리하다

김명남(가명, 75세) 씨는 2년 전까지 식탁에 앉아서 식사할 수가 없었다. 고관절 통증이 매우 심했기 때문이다. 혼자 서서 식사를 해야 했던 김명남 씨. 발로 걸레질을 하며 몸을 구부리는 동작은 될 수 있으면 피했다.

"무릎이 감전된 것처럼 저리는 통증을 잊으려고 걷기를 시작했어요. 집에서는 조금밖에 못 움직이잖아요. 집안에서는 뱅글뱅글 돌기만 하니까 '아, 이게 아니다. 나가서 좋은 공기도 마시고 차라리 걷는 게 낫겠다'고 생각을 했죠. 계산해보니까 제가 하루에 걸은 거리가 18km 조금 안 되더라고요. 그냥 무작정 걸어서 그렇게 많이 걸은 줄 몰랐어요."

무릎 통증은 걷기 운동을 시작한 지 2주 만에 사라졌다. 사라진 통증에 계속 걷기를 이어온 김명남 씨는 2019년에 양구군 걷기왕 선발 대회에 참가했다. 스마트폰 앱을 통한 만보계 기록으로 한 해의 걷기왕을 뽑는 대회로, 거리 부문 1등이 바로 김명남 씨였다. 2위와의 차이는 무려 2000km였다. 물론 걷기왕에 선발된 이후에도 변함없이 걷기 운동을 하며 매일 8~10km를 걷는다. 통증을 잊기 위해 시작한 걷기는 이제 하루를 여는 일과가 됐다.

김명남 씨의 휴대폰에는 하루도 빼놓지 않은 걷기 운동 기록이 가득하다. 걷는 거리는 갈수록 늘어 2개월 만에 새 신발 밑창이 닳는다. 걷는 거리는 늘었지만 아직 한 번도 병원에 간 적이 없을 정도로 무릎 통증은 훨씬 더 좋아졌다.

오늘도 변함없이 걷기에 나선 김명남 씨는 탄력 있는 우레탄 재질 산책로에서 보폭은 넓게, 몸은 꼿꼿하게 세우고 걷는다. 꾸준하게 실천하는 걷기 운동은 김명남 씨 생활에서 가장 큰 즐거움이다.

"아침에 걸으면 그날은 활기차게 움직일 수 있어요. 운동을 안 하면 그날은 다른 일을 못 해요. 꼭 걷기를 하고 하루를 시작해요. 70세가 넘어서 무릎이 이렇게 좋아지니까 제2의 인생을 사는 것 같아요. 새로 내 인생의 서막이 진짜 확 열린 것 같아요."

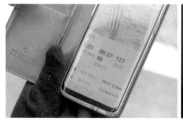
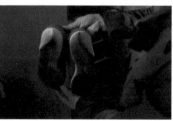

스마트폰에 걷기 일지를 기록하는 김명남 씨. 신발 밑창은 2개월이면 닳는다.

입식생활과 하체 근력 운동이 가져다준 변화

온돌 문화에 익숙한 우리나라는 집에서 식탁과 소파가 있지만 여전히 좌식생활이 중심이다. 좌식생활은 무릎을 구부려야 하는 일이 참 많다. 잠자리에서 일어나는 일부터 시작해 바닥에 앉아서 식사를 하고, 걸레질을 하는 등 모든 생활이 무릎을 구부린 채 이루어진다. 그런데 우리에게 익숙한 좌식생활은 무릎 관절에 큰 부담을 준다.

오장연(가명, 72세) 씨와 권점자(가명, 72세) 씨는 한해의 농사를 준비하는 봄에는 하루도 쉴 날이 없다. 그런데 밭일을 나가는 이들의 걸음걸이가 심상치가 않다. 걸으면 뼈가 닿는 것 같이 무릎 통증이 심해서 걷지 못하겠다는 오장연 씨. 자다가도 무릎이 시리고 아파 몇 번이고 깬다는 권점자 씨. 두 사람은

무릎을 구부린 채 밭일, 집안일, 식사를 한다.

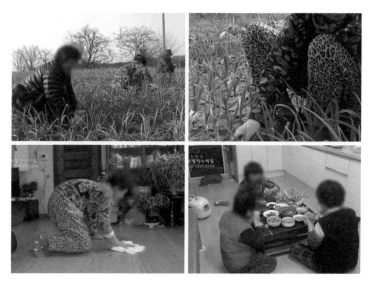

무릎 통증 때문에 집에서 10분 거리의 밭까지 걸어가는 것도 쉽지가 않다.

장시간 무릎을 구부린 채 쪼그리고 앉아 해야 하는 밭일은 이들에게 여간 힘든 일이 아니다. 간이 의자가 생겨 편해졌지만 무릎을 굽히고 앉아야 하는 건 여전하다. 몸을 돌보지 않고 일해온 지 수십 년, 그동안 무릎은 그야말로 고장이 났다.

집안에서의 생활도 밭일을 할 때와 크게 다르지 않다. 소파가 있지만 거의 앉는 법이 없고, 집안일을 할 때나 쉴 때도 대부분 바닥에서 생활한다. 식사를 할 때도 마찬가지다. 주방에 버젓이 식탁이 있지만 한쪽에 방치하고 사용하지 않은지 오래다. 바닥에 앉기 힘들다고 해도 수십 년 길들여진 습관 탓에 모든 생활은 바닥에서 이루어진다.

오랫동안 바닥에 앉아 생활하고 일하기를 반복해온 오장연 씨와 권점자 씨. 좌식생활에 길들여진 이들의 무릎은 현재 어떤 상태일까? 두 사람 모두 무릎 통증이 심각할 뿐 아니라 육안으로도 쉽게 알 수 있을 만큼 다리가 휘어 있었다. 오장연 씨의 다리가 가장 많이 변형되어 있었는데, 두 다리 모두 중심축에서 바깥쪽으로 벗어나 있는 것을 알 수 있었다. 그 결과 안쪽 연

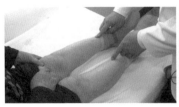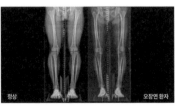

오장연 씨의 휜 다리

골은 거의 닳아 뼈끼리 맞닿아 있는 상태였다.

뼈를 감싸고 있는 연골은 일종의 쿠션 역할을 하는데, 나이가 들면 연골이 점차 약해진다. 연골이 닳게 되면 뼈와 뼈가 부딪히며 통증이 일어난다. 이것이 바로 퇴행성관절염이다. 연골이 닳는 것은 자연스러운 노화 과정이지만, 노화 정도와 속도는 개인의 생활습관에 따라 크게 달라진다. 오장연 씨와 권점자 씨처럼 쪼그리고 앉는 자세를 할 경우 무릎 관절이 완전히 접히는데, 이는 무릎을 폈을 때보다 관절이 훨씬 많은 하중을 받게 되어 연골이 손상되는 것이다.

두 사람은 1개월간 입식 위주의 생활과 허벅지 근육을 강화하는 운동을 해보기로 했다. 1개월 후 이들에게는 어떤 변화가

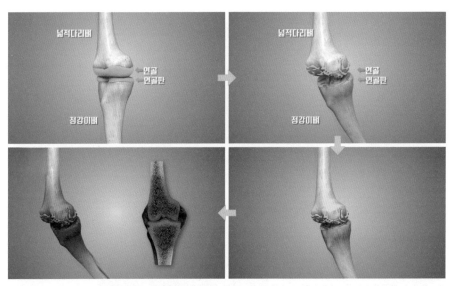

무릎 연골이 닳는 과정 : 나이가 들면 연골은 점차 약해진다. 연골이 닳게 되면 뼈와 뼈가 부딪히며 통증이 일어나는데, 이렇게 퇴행성관절염이 발생한다.

찾아올까.

권점자 씨는 조금씩 걷다 보니 무릎이 다소 부드러워지는 것을 느꼈다고 말한다. 오장연 씨는 가까운 거리밖에 걷지 못했는데 이제 전보다 더 멀리까지 걸어 다닌다며 무릎 변화를 느꼈다. 한 달 전만 해도 집에서 10분 거리의 밭에 나가는 것도 힘들어했던 이들은 요즘 매일 시간을 내어 30분 정도 산책을 한다. 틈틈이 허벅지 근육 강화 운동도 잊지 않는다.

운동을 그저 귀찮은 일이라고만 생각했는데 무릎에 서서히 변화를 느끼면서부터 이제 운동하는 시간이 즐거워졌다. 생활습관도 바뀌었다. 바닥에서 사용하던 좌식 테이블을 없애고 이제 의자에 앉아 식사를 한다. 텔레비전을 보거나 빨래를 갤 때도 바닥이 아닌 소파에 앉는다. 의자에 앉을 때는 틈틈이 허벅지 근육 강화 운동을 한다. 의자에 앉는 습관을 들이고 나니 이제 의자 생활이 편해졌고, 앉았다 일어나는 것도 훨씬 수월해졌다고 말한다.

무엇보다 큰 변화는 허벅지 둘레였다. 오장연 씨의 허벅지 둘레를 측정한 결과 지난번 측정에서는 46cm가 나왔는데 48.5cm로 2.5cm가 늘었다. 객관적으로 보면 근력이 좋아졌

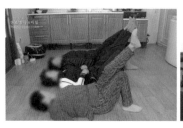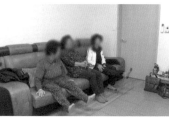

허벅지 운동과
입식생활 중인
할머니들

다는 얘기다. 지난 1개월간 꾸준히 걷고, 무릎 강화 운동을 하고, 생활습관을 개선한 점이 놀라운 결과로 나타난 것이다.

　모든 사람은 나이가 든다. 나이가 들면 치유력이 떨어지고 누적 효과도 있기 때문에 과거엔 이 정도 버텼지만 이후에 계속 누적된 것들이 회복될 수 없는 수준으로 가는 건 막아야 한다. 그러기 위해서는 통증에 관심을 가져야 하고 생활습관을 개선하거나 운동을 습관화하는 것이 무엇보다 중요하다.

+ 전문의 한마디　　허벅지 근육이 강해져야 한다

허벅지 근육이 강해질수록 무릎에 가해지는 힘이 줄어들어 연골과 인대가 힘을 덜 받게 된다. 즉, 일을 덜 하기 때문에 많이 닳지 않고 근육으로 인해 보호되는 효과가 있다.

조성연(스포츠의학 전문의)

걷기는 가장 효과적인
비만 탈출법이다

한때 최고 몸무게가 140kg까지 나갔던 박성호(가명, 27세) 씨
는 3년 만에 무려 55kg을 감량했다. 몇 번의 고비가 있었지만
지금도 공원길을 걸으며 다이어트를 계속하고 있다. 체중이 줄
어들자 가장 먼저 눈에 띄게 빠진 건 뱃살이었다. 체중 감량 전
에 입던 바지는 허리 사이즈가 무려 41인치였다.

처음에는 걸을 때 발도 아프고 무릎도 아팠지만 지금은 누구
보다 걷기 운동을 즐기고 있다. 체중을 감량한 후 유산소 운동
과 근력 운동을 병행하며 꾸준히 운동량을 늘렸다. 그 결과 초
고도 비만에서 벗어나 건강한 몸을 갖게 됐다. 박성호 씨가 다
이어트 성공 요인으로 가장 강조하는 것은 꾸준한 운동과 생활
습관의 변화다.

"식이조절을 절대 놓치면 안 되고요, 운동은 본인의 체력에
맞게 강도를 설정해서 하는 게 맞습니다. 마지막으로는 규칙적
인 생활습관이 중요한 것 같아요. 일찍 자고, 일찍 일어나고, 제

시간에 밥 먹고 그렇게 해야 몸이 적응을 하고 생활이 올바르게 바뀌는 것 같습니다."

그가 말하는 올바른 생활습관은 지극히 평범하고 누구나 알고 있는 것들이다. 하지만 체중을 감량하는 생활습관은 아는 것보다 실천이 중요하다. 또한 자신의 체력에 맞게 근력 운동과 적절한 유산소 운동을 병행한다면 더욱 효과적일 것이다.

다이어트를 결심한 조인석(가명, 25세) 씨가 선택한 것 역시 걷기였다. 공인중개사로 일하고 있는 조인석 씨는 올해 초 다이어트를 시작해 3개월 만에 20kg 감량에 성공했다. 학창 시절 내내 비만이었다는 그는 20대가 되고도 꾸준히 체중이 증가했다. 살이 찌면서 외모에 대한 스트레스도 컸다. 위기감을 느낀 조인석 씨는 일주일에 4~5회씩 집 근처 산을 오르기 시작했다. 변화는 생각보다 빨리 나타났다.

"살을 빼려는데 아무리 찾아도 방법이 안 나왔어요. 그러다가 '등산 한번 해볼까?' 해서 시작했는데 살이 정말 빠지는 거예요. 등산을 3월 중순에 시작해서 5월 31일에 20kg이 빠져서 목표 체중인 70kg 달성에 성공했어요."

힘들었던 등산이 익숙해질 때쯤 살도 눈에 띄게 빠지기 시작했다. 과거의 옷들은 이제 더 이상 입을 수 없었다. 그 외에도 많은 변화가 있었다. 외모에 자신감을 갖게 된 것은 물론 알레르기가 심해 비염, 두드러기 등 잔병치레가 많았는데 모두 사라졌다. 체중 감량이라는 목표를 달성했지만 조인석 씨는 여전히 산에 오른다. 산의 매력을 알게 된 그는 '100대 산 정복'이라는 또 하나의 목표를 세우고 도전 중이다.

박성호 씨와 조인석 씨의 사례처럼, 걷기가 비만에 효과적인 이유는 무엇일까? 인체는 탄수화물을 섭취하면 체내로 흡수되어 에너지원으로 쓰이고 남은 양은 글리코겐으로 전환돼 간과 근육에 저장됐다가 추후 에너지원으로 쓰인다. 그 이상 섭취된 탄수화물은 대체로 지방으로 전환되어 복부에 내장지방으로 저장된다. 이때 걷기와 등산 같은 중강도 운동을 지속적으로 실천하면 지방조직까지 분해해서 에너지원으로 사용하므로 비만을 줄일 수 있다. 단, 처음부터 너무 장시간 걷거나 강도를 무리하게 증가시키는 것보다는 조금씩 단계별로 늘려가는 것이 중요하다.

일어서서 움직이니 몸에 변화가 시작되다

하루의 대부분을 앉아서 보내는 박영지(가명, 60세) 씨. 아침 식사 후 텔레비전을 보다 보면 오전 시간이 훌쩍 지난다. 앉아서 채소를 다듬기 시작하면 같은 자세로 몇 시간이고 앉아있게 된다. 긴 시간 움직임 없이 앉아있던 박영지 씨는 남편이 점심을 먹으러 올때 쯤 몸을 일으킨다. 남편은 늘 집에만 있는 아내가 걱정이다. 특히 잘 움직이지 않는 게 마음에 걸린다.

"아내가 활동량이 부족하니까 자꾸 살이 찌는 것 같아요. 살이 좀 빠져서 같이 산에 갔으면 좋겠어요. 항상 산에 가면 저는

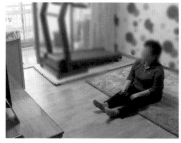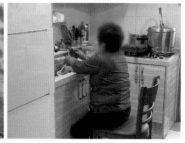

대부분의 생활을
앉아서 하는
박영지 씨

앞서가고 아내는 뒤에서 오는데 좀 안타까워요.”

　박영지 씨는 체중이 늘면서 혈압도 높아져 3년째 혈압약을 복용 중이다. 설거지를 하는 짧은 시간에도 앉아있는 박영지 씨. 되도록 서 있지 않으려는 이유는 앉고 설 때 무릎이 아프기 때문이다. 하루에 서 있는 시간은 고작 30분 안팎이다.

　박영지 씨는 병원을 찾아 건강 상태를 체크해봤다. 검사 결과 허리둘레가 106.5cm로 복부비만이 심각하고, 당화혈색소 6.1퍼센트로 혈당이 높아 당뇨 전 단계 진단을 받았다.

　오래 앉아있으면 우리 몸에 어떤 변화가 생기는 걸까? 지방을 분해하는 효소인 리파아제는 혈액 내 중성지방을 감소시킨다. 그런데 앉아있는 시간이 길어지면 리파아제의 활동이 둔해져 몸에 쌓이는 지방이 늘어난다. 또한 인슐린에 대한 몸의 반응이 감소해 근육이나 지방 세포가 포도당을 잘 흡수하지 못하게 된다. 이를 극복하기 위해 췌장은 더욱 많은 인슐린을 생성하게 되고 몸은 인슐린이 주는 자극에 둔감해져 인슐린 저항성이 커지게 된다. 인슐린 저항성은 당뇨, 고혈압, 비만 등의 대사증후군을 일으킬 수 있다.

그렇다면 박영지 씨처럼 비만한 사람은 앉아있는 시간을 어떻게 줄여야 할까? 고려대 안암병원 가정의학과 김양현 교수는 비만인 사람은 앉아있는 시간을 줄이고 일어나는 시간을 걷는 시간으로 바꿔, 가능하면 많이 걷는 것이 좋다고 말한다. 단, 무릎이 아프지 않은 경우라면 1시간 이상 걷기를 권했다. 박영지 씨처럼 무릎에 부담이 가는 경우라면 운동을 나눠서 해도 좋다. 하루 30분 운동을 할 때 10분 운동 후 휴식 시간을 갖고 3회에 걸쳐서 해도 좋고 아침, 점심, 저녁으로 나눠서 10분씩 운동해도 괜찮다.

박영지 씨는 3주간 운동으로 앉는 습관을 이겨내 보기로 했다. 설거지도 앉아서 했던 박영지 씨. 실내자전거와 산책으로 몸을 움직이니 다리 통증도 자연스럽게 줄어서 이제는 집안일을 할 때도 되도록 서서 하려고 노력한다.

3주간의 생활습관 변화가 박영지 씨 몸에 어떤 변화를 가져왔을까? 검사 결과 총 콜레스테롤 수치가 204mg/dL에서 190mg/dL로 감소했다. 일어서서 움직이고 식습관을 조절하면서 체중도 73.4kg에서 70.3kg으로 3kg 가까이 줄었다. 습관을 바꾸면 몸이 달라진다는 걸 보여주는 결과였다. 무엇보다 활동량에 변화가 생기며 남편과 함께 산행에 나서는 긍정적인 변화가 일어났다. 부부가 속도를 맞춰 나란히 걷는 건 오랜만의 일이다. 지금처럼 꾸준히 노력한다면 부부의 삶에도 변화를 기대해볼 만하다.

2016년 행동의학지에 게재된 한 연구에 따르면, 앉아있는 시간이 5시간 이상인 남성 노인은 5시간 미만인 경우보다 비만 위험이 1.5배 높았다. 예전에는 비만이 많이 먹거나 운동을 하지 않아서 유발된다고 했는데, 단순히 앉아있는 시간이 많아지는 것만으로도 비만 유병률이 높아진다는 것은 운동과 식이요법으로 해결하지 못하는 부분이 있다는 얘기다. 앉아있는 시간을 줄이고, 신체 활동량을 늘리고, 먹는 것에 주의하는 것. 일상에서 이런 긍정적인 사이클을 돌리는 게 건강을 유지하는 시작이 될 수 있다.

+ 전문의 한마디 **일어서서 움직여야 한다**

비만은 누워 있거나 앉아있는 시간이 늘어나는 게 문제다. 하지만 무조건 서 있는다고 해서 문제가 해결되는 건 아니다. 서 있는 시간을 활동 시간으로 바꿔 걷거나 움직이는 게 몸에 미치는 영향이 훨씬 더 크다.

김양현 교수(고려대 안암병원 가정의학과)

규칙적으로 걷고 몸을 움직여서
혈당을 잡다

이강식(가명, 61세) 씨는 하루 두 번 산에 오른다. 퇴직 이후 그의 일상에서 가장 큰 부분을 차지하는 건 혈당 조절을 위한 운동, 그중에서 등산이다. 지난해 허벅지에 혹이 생겨 치료를 위해 병원을 찾았는데 검사 과정에서 당뇨 수치가 심각하게 올라가 있는 것을 발견했다. 당시 혈당은 무려 350mg/dL가 넘었다.

"입원실에 들어가서 혈당을 확인했는데 숫자가 너무 높게 나오니까 간호사가 다시 왔더라고요. 그래서 재확인 했는데 역시 높게 나오니까 의사 선생님이 지금 혹 치료도 중요하지만 내과부터 빨리 갔다 오라는 거예요."

심각성을 느낀 그는 다양한 운동을 시도하며 혈당 변화를 체크했다. 그중 가장 효과적인 건 등산이었다. 하루도 빠지지 않고 산에 오르자 당 수치에 큰 변화가 나타났다. 처음엔 오로지 혈당을 떨어뜨리기 위해 시작한 등산이었는데, 시간이 지날수록 당 수치만큼이나 정신 건강에도 많은 변화를 가져왔다. 산에 올라 느끼는 정신적인 안식은 덤이었다.

"산을 오르는 자체는 혈당 수치를 낮추는데 궁극적인 목적이 있지만 정상에 오면 성취감도 이루 말할 수 없어요. 아무 생각 없는 그 자체가 좋은 거예요."

이강식 씨는 등산을 마치고 집에 도착하자마자 다시 혈당을 체크한다. 등산 전 230mg/dL였던 혈당은 2시간 산행을 마친 뒤 147mg/dL로 떨어졌다. 아직은 혈당을 낮추는 노력이 더 필요해서 하루도 게을리하지 않고 있다.

하루 두 번 산을 오르는 것만큼 그에게 중요한 일과는 혈당 일지를 작성하는 것이다. 지난해 5월부터 혈당 변화를 꼼꼼히 기록해왔다. 일지에는 그날 먹은 음식과 등산 시간이 빼곡히 적혀있다. 그의 아내는 일지에 기록한 내용을 토대로 남편에게 가장 맞는 음식들로 밥상을 차린다. 이런 노력 끝에 당 수치는 서서히 안정되어 식후 300mg/dL를 넘던 혈당이 1년 만에 절반으로 뚝 떨어졌다.

처음에는 그저 혈당을 낮추려고 등산을 시작했는데 살이 빠지면서 체력이 떨어지는 것을 느꼈다. 그럼에도 불구하고 하루도 빠지지 않고 등산을 계속했다. 체력은 점차 회복되었고 지금은 오히려 에너지가 넘치는 것을 느낀다. 꾸준한 등산과 식이요법, 특별할 것 없지만 일상생활에서의 철저한 관리가 건강을 되찾은 그의 비법이다.

식후 20분 걷기로 혈당을 관리하다

걷기로 혈당을 관리하고 있는 또 다른 사람이 있다. 드라마 편집 감독으로 일하는 정일영(가명, 39세) 씨는 하루를 거의 앉아서 생활한다. 시간에 맞춰 영상을 편집해야 하니 하루 10시간 넘게 앉아있을 때가 많다. 평균 주 5일을 그렇게 보내왔다. 일반 사무직보다 오랜 시간을 앉아서 보내는 그의 체중은 100kg이 훌쩍 넘는다.

정일영 씨에게 비만은 일종의 직업병이다. 20대 중반까지는 183cm에 79kg을 유지했지만, 드라마 편집을 시작하고부터 자신도 모르게 체중이 조금씩 불어나 30kg 가까이 늘었다. 시간에 쫓길 때는 식사도 편집실에서 해결할 수밖에 없다. 늘어난 체중도 문제지만 정일영 씨의 또 다른 문제는 혈당이다. 자신은 당뇨가 아니라고 생각했는데, 식후 혈당이 200mg/dL를 넘자 그제야 당뇨 위험을 깨닫게 됐다.

일반적으로 식후 혈당이 140mg/dL가 넘지 않는 것을 정상이라고 얘기하지만 건강한 사람도 음식 종류에 따라 혈당이 160~180mg/dL까지 올라가기도 한다. 그러나 건강한 사람은 혈당이 올라가더라도 빠르게 떨어지고, 200mg/dL 이상 올라가지는 않는다. 만약 식후 혈당이 200mg/dL 이상 올라가거나 올라간 혈당이 떨어지지 않고 오래 지속된다면 이미 몸의 혈당 조절 능력이 떨어진 것으로 본다. 이 경우 당뇨합병증으로 이어질 위험이 있으므로 '당뇨병'이 맞다.

정일영 씨의 식후 혈당을 측정해본 결과 짬뽕을 먹었을 때 180mg/dL, 칼국수와 만두를 먹었을 때 150mg/dL까지 올랐다. 평양냉면과 녹두전을 먹은 날에는 250mg/dL까지도 치솟는 상태였다.

정일영 씨는 2주 동안 두 가지를 실천하기로 했다. 첫째는 매 끼니 식사하고 난 다음 밖으로 나가서 가볍게 20분 걷기를 실천하는 것이다. 둘째는 앉아서 일하는 동안 30분에 한 번씩 일어나서 1분 정도 움직이는 것이다. 2주 동안 먹는 건 평소대로 먹기로 했다. 음식과 상관없이 식후 20분 걷기가 혈당에 미치는 영향을 살펴보기 위해서다.

정일영 씨는 바쁜 일상에서도 식후 20분 걷기를 열심히 실천했다. 10시간 내내 앉아있던 생활습관도 30분에 한 번씩 일어나 스트레칭 하는 것으로 바뀌었다. 내 몸을 위해서 1분씩 일어나는 건 어려운 일이 아니었다. 걷기로 정일영 씨에게 어떤 변화가 나타났을까?

2주 후 식후 혈당 변화를 관찰했다. 피자를 먹은 후 혈당은 168mg/dL까지 올라갔지만 20분을 걷는 동안 더 오르지 않고

실험 기간 동안 식후 스톱워치로 시간을 재며 20분 이상 걸었다.

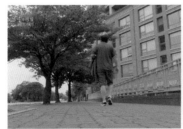
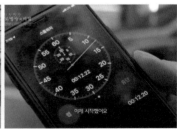

150mg/dL로 떨어졌다. 시간이 조금 더 지나자 131mg/dL로 떨어졌다. 움직이지 않았다면 더 올라갔을 혈당이 평소보다 훨씬 더 낮은 수치에서 유지되는 것을 확인했다. 걷기만으로 스스로 혈당을 조절할 수 있다는 것은 매우 의미 있는 변화였다.

"평소에 피자를 먹으면 혈당이 220~230mg/dL까지도 올라갔어요. 그리고 계속 올라갔던 것 같아요. 그때는 잘 몰라서 그러려니 했는데 이제 알고 나니까 혈당이 올라가면 겁이 나죠. 그래서 더 열심히 걸으려고 해요."

식후 20분 걷기를 하지 않았을 때(식후 바로 앉아서 일했을 때) 평양냉면과 녹두전을 먹으면 혈당이 250mg/dL까지 치솟았고 4시간이 지나서야 떨어졌다. 그러나 걷기 실천 후 변화가 나타나기 시작했다. 같은 음식을 먹고 20분 걷기를 했을 뿐인데 혈당은 175mg/dL에 그쳤다. 그리고 식후 20분을 걷자 치솟던 혈당이 1~2시간 안에 떨어졌고 안정을 되찾았다.

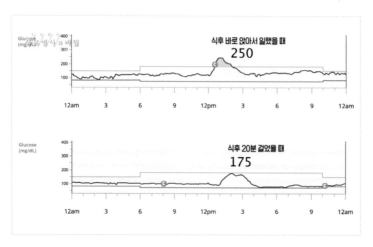

평양냉면과
녹두전을 먹은 후
혈당 측정 결과

"몸을 움직이고 가볍게 걷는 것만으로 건강이 좋아졌어요. 이렇게 알게 됐으니 앞으로 먹는 것도 조절하고 운동하는 양도 늘려서 몸을 더 건강하게 만들 생각입니다."

호주의 한 연구에서도 오래 앉아있는 것은 식후 혈당을 증가시키기 때문에 규칙적으로 걷기를 권고하고 있다. 규칙적으로 움직인 사람들은 포도당 분해에서 30퍼센트 더 좋은 수치를 보였다. 단지 몸을 움직이는 것만으로도 당뇨병을 예방할 수 있다는 것이다.

강북삼성병원 가정의학과 박용우 교수는 신체 활동량이 크게 부족해지고 앉아있는 시간이 길어지면서 최근 젊은 당뇨병 환자들이 급격하게 늘고 있다고 말한다. 신체 활동량의 부족으로 근육의 움직임이 줄어들면 근육이 위축되고 근육의 기능이 떨어지게 된다. 또한 근육이 당을 흡수해서 적극적으로 활용하는 능력도 떨어지게 된다. 이것은 곧 당뇨병으로 이어지는 원인이 된다. 식후 20분 걷기와 30분마다 일어서는 작은 실천은 혈당을 낮추고 지방이 쌓이는 것을 예방하고 나아가 당뇨병으로부터 멀어지는 방법이 될 수 있다.

✚ 전문의 한마디 움직여야 병에서 멀어진다

근육을 조금만 움직여줘도 근육 내에 지방이 쌓이는 걸 예방할 수 있다. 이것은 심혈관질환과 당뇨병 같은 대사질환을 예방하는 가장 중요한 방법이다.
박용우 교수(강북삼성병원 가정의학과)

걷기로 신체활동을 늘려 성인병에서 벗어나다

2010년 세계보건기구의 조사 결과에 따르면 사망을 유발하는 요인 중 신체활동 부족이 4위를 차지한 것으로 밝혀졌다. 이는 전 세계 사망 요인의 6퍼센트에 해당하는 수치로 고혈압(13퍼센트), 흡연(9퍼센트), 고혈당(6퍼센트) 다음으로 높은 수치다. 반면 신체활동을 늘릴 경우 심장질환, 뇌졸중, 당뇨병, 고혈압, 대장암 등의 발병 위험성이 낮아지는 것으로 나타났다.

실제로 일상에서 신체활동을 늘리자 건강에 변화가 나타난 경우도 확인할 수 있다. 경북 칠곡군 보건소에서 아파트 내에 건강 계단을 설치한 후 주민 50명을 대상으로 건강 계단 걷기를 실시해봤다. 그러자 계단 걷기는 아파트 내에 새로운 활력을 가져왔다. 3개월간 계단 걷기 후 주민들에게 나타난 변화는 기대 이상이었다.

"처음 할 때는 근육통이 3일 정도 가고 아팠어요. 그런데 매일하니까 그 증상이 없어지면서 근력이 붙는 것 같더라고요."

"고혈압 약을 먹은지 10년 가까이 됐는데 지금 혈압이 떨어졌어요. 거의 떨어졌어요. 계단 오르기를 하니까 몸이 상당히 좋아지고 당뇨 같은 것은 아예 없어요."

이들에게 나타난 변화는 무엇을 의미할까? 건강 계단을 오른 아파트 주민들은 수축기 혈압, 확장기 혈압이 모두 현저하게 감소했다. 계단 오르기가 힘든 운동이긴 하지만 효과적으로 혈압을 조절하고 체중, 혈당, 콜레스테롤까지 조절해 대사증후군을 예방할 수 있는 운동이라는 것을 확인할 수 있었다.

한 연구에 따르면 계단 이용과 각종 대사질환은 밀접한 관계가 있는 것으로 나타났다. 평소 운동량이 적은 직장인 77명을 대상으로 계단을 이용하게 한 후 12주와 6개월 후 몸에 나타난 변화를 알아보았다. 연구 결과 참가자들의 최대 산소 소모량은 큰 폭으로 증가했고 체중, 지방량, 혈압은 물론 나쁜 콜레스테롤 수치도 크게 감소한 것으로 확인되었다.

비단 계단을 오르는 것만이 대사증후군 관련 수치에 영향을

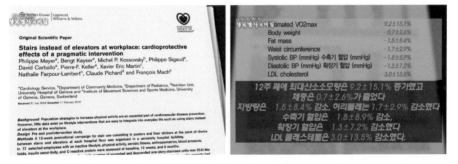

직장에서 엘리베이터 대신 계단 이용과 심혈관계 질환 예방 효과(European Journal of Cardiovascular Prevention and Rehabilitation, 2010)

미치는 것은 아니다. 실제로 자신에게 맞는 올바른 방법으로 걷기를 실천해 대사증후군으로부터 멀어진 사람들이 있다.

혈당, 혈압, 콜레스테롤 수치를 잡다

김영진(가명, 49세) 씨 역시 일상에서 걷기를 통해 대사증후군 수치가 좋아진 걸 경험했다. 월요일부터 금요일까지 하루에 6km, 1시간 10분 정도를 빠른 걸음으로 걷는 그는 폭우가 쏟아지거나 날씨가 영하 10도 이하로 내려가는 날을 제외하고는 단한 번도 운동을 거르지 않았다. 매일 아침 출근 전에 걷기 운동을 하다 보니 항상 마주치는 반가운 사람도 생겼다. 김영진 씨가 아침 걷기 운동을 시작한 것은 5년 전 건강검진에서 가슴 철렁한 결과를 받았기 때문이다.

"고지혈증, 당뇨, 혈압 수치가 모두 경계치에 왔다면서 의사 선생님께서 규칙적인 운동을 권하셨어요. 그래서 이것저것 해봤는데 걷기 운동이 저한테 가장 잘 맞고 부담 없이 할 수 있었습니다."

특별히 자가용을 쓸 일이 없는 날은 빠른 걸음으로 20분 거리에 있는 회사까지 걸어서 출근한다. 출근할 때는 땀이 안 날 정도로 조금 천천히 걷는다. 걷기로 시작한 하루는 종일토록 유쾌하다.

매일 6km씩 5년 동안 걷기 운동을 한 김영진 씨의 몸에는

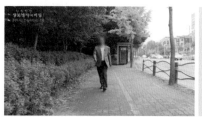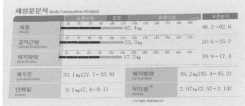

체성분분석 Body Composition Analysis				
	표준이하	표준	표준이상	표준범위
체중 Weight		62.4 kg		46.3~62.6
골격근량 Skeletal Muscle Mass		25.3 kg		20.6~25.2
체지방량 Body Fat Mass		17.2 kg		10.9~17.4
체수분 Total Body Water	33.1 kg(27.7~33.9)		제지방량 Fat Free Mass	45.2 kg(35.4~45.2)
단백질 Protein	9.1 kg(7.4~9.1)		무기질 Mineral	2.97 kg(2.57~3.14)

걸어서 출근하는 김영진 씨. 체성분 분석 결과 골격근량이 높게 나왔다.

어떤 변화가 나타났을까? 검사 결과 혈당, 콜레스테롤, 혈압까지 모두 경계선상에 있는 상태였지만 현재 중성지방이 많이 개선됐고 식후 혈당이 105mg/dL로 안정됐다. 그뿐만 아니라 체성분 검사에서 골격근량이 굉장히 높게 측정됐고 혈관은 건강한 30대 혈관 상태를 유지하고 있었다.

양미연(가명, 58세) 씨는 건강검진에서 고혈압, 이상지질혈증, 지방간, 당뇨병 전 단계 진단까지 받고 나서야 경각심을 갖게 되었다. 간은 약을 먹어야 할 정도로 좋지 않았고 혈압, 당, 콜레스테롤 수치는 전부 경계치에 와 있었다. 그제서야 식단 관리와 운동의 필요성을 느끼고 1년 동안 열심히 노력했다. 그때부터 시작한 걷기 운동. 처음 몇 달 동안에는 큰 변화가 없었지만 걷는 방법을 바꾸자 점점 효과가 나타나기 시작했고 대사 관련 수치도 안정되었다.

"예전에는 보폭을 좁게 천천히 걸었거든요. 지금은 예전보다 보폭을 두 배 정도 넓혔고 걷는 속도도 빨라졌어요."

이제 작년에 입던 옷은 더 이상 입을 수가 없다. 체중이 무려 12kg이나 줄었기 때문이다. 어느 순간 허리 통증도 사라졌다.

지금 생각하면 까마득하게 오래전 일 같다. 일주일에 5일은 걷기 운동에 나서는 양미연 씨. 하루 1시간 반은 걷는 편이다. 보폭을 넓혀 걸으면서 속도도 빨라지고 자세도 꼿꼿해졌다.

"보폭을 넓게 걸은 건 8개월 정도 된 것 같아요. 한 달만 걸으면 근육이 펴지면서 정말 몸이 곧아지는 게 느껴져요. 제가 해보니까 보폭 넓혀 걷기는 정말 효과가 있다고 생각해요."

보행 패턴을 분석한 연구에 따르면 보폭을 넓혀 걷는 운동은 에너지 소비율을 높여 체지방 감소에 도움을 주는 것으로 확인됐다. 운동 강도가 더 높아지면 운동 시 소모하는 칼로리 양은

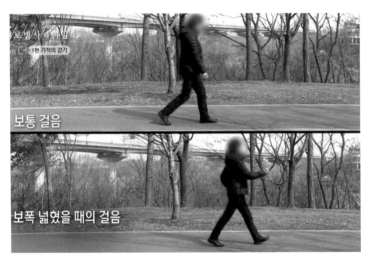

양미연 씨의
보통 걸음과
보폭 넓혀 걷기
모습 비교

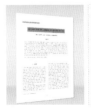
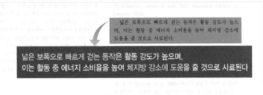

넓은 보폭으로 빠르게 걷는 동작은 활동 강도가 높으며,
이는 활동 중 에너지 소비율을 높여 체지방 감소에 도움을 줄 것으로 사료된다

성인 남녀의 체격,
체력, 신체활동에
따른 보행 패턴의
차이(코치능력
개발지, 2019)

더 많아질 수 있다. 그래서 보폭 넓혀 걷기가 체중 관리에 도움이 될 수 있고 운동 강도도 높기 때문에 근육을 더 많이 사용해 하체 근력이 좋아질 수 있다. 하체 근력이 좋아지면 고령자는 균형감각과 협응성이 높아져 더 큰 운동 효과를 기대할 수 있게 된다.

매일 집 뒷산에 오르는 김승희(가명, 69세) 씨가 하루 2시간씩 걷게된 건 부단한 노력의 결과다. 김승희 씨는 6년 동안 무려 3번의 수술을 받았다. 2004년 심각한 허리디스크로 수술을 받았고, 2007년에 위암 수술을 받기 위해 또 다시 수술대 위에 누웠다. 그러나 불행은 여기서 끝이 아니었다. 2009년 교통사고를 당한 후엔 마음까지 무너졌다.

변화는 작은 것에서 시작됐다. 거동이 가능해지자 우선 자리를 털고 일어섰다. 그리고 몸을 움직였다. 처음엔 잠시 서 있는 것도 힘들었지만 차츰 몸이 적응을 했고, 어느새 움직이는 게 습관이 됐다. 하루에 앉아있는 시간이 2시간도 채 되지 않는다는 김승희 씨는 텔레비전을 볼 때도 가만히 앉아서 보는 법이 없다. 몸에 힘이 생기고 나서는 꾸준히 근력 운동도 하고 있다.

"힘이 하나도 없었어요. 온몸이 죽 같았어요. 그런데 걷고 힘

잠시도 앉아있지 않는 김승희 씨

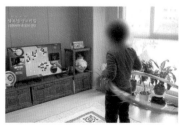
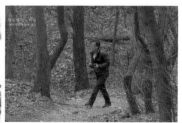

을 주고 운동하니까 내 몸이 가벼워지고 잠도 잘 오고 그래요."

의자를 멀리 하고 늘 움직이다 보니 높았던 혈압도 정상으로 회복되어 의사와 상담 후 먹던 혈압약을 중단하게 되었다. 절망 끝에 되찾은 건강, 그 시작은 사소했다. 자리에서 일어나 몸을 스스로 움직이자 많은 것이 달라졌다.

"몹시 추울 때 말고는 계속 날마다 걸었어요. 그렇게 걸어 다닌 덕분에 지금 건강하게 된 것 같아요. 아니면 안방 노인네 같이 앉아있었을 거예요. 귀찮고 힘드니까 안 걸으려고 했으면 아마 영영 못 걸었을 거예요."

✚ 전문의 한마디 **신체활동을 늘려야 대사질환을 관리할 수 있다**

평소에 비만이거나 대사질환이 있는 사람은 격렬한 운동을 하기 어렵다. 이미 체력이 떨어져 있거나 무릎 또는 근골격계가 약해져 있을 가능성이 높기 때문이다. 이 경우 걷기야말로 실천하기 쉽고 효과적인 운동이 될 수 있다.

강재헌 교수(강북삼성병원 가정의학과)

걷기 재활치료로
뇌졸중 후유증을 이겨내다

서만길(가명, 70세) 씨는 매일 아침 걷기 운동으로 하루를 시작한다. 6년 전 뇌졸중 진단을 받은 후 생긴 습관이다. 하루에 6km 정도 공원을 걷는 그는 운동하는 순간은 힘들어도 운동을 하지 않으면 오히려 몸이 불편하다고 말한다. 후유증으로 아직 오른쪽 팔다리의 저림과 마비 증상이 남아있지만 꾸준한 운동으로 혼자 걸을 수 있는 현 상태를 유지하고 있다.

"외출하려는데 머리가 띵 해지면서 갑자기 쓰러졌어요. 그때부터 기억을 잃은 거죠."

날벼락 같은 일이 벌어지기 전, 그 어떤 전조 증상도 없었다. 젊은 시절 술 담배를 했지만 많지도 적지도 않은 수준이었고 평소 건강 하나는 자신했었던 그였다. 어느 날 갑자기 찾아오는 뇌졸중은 한 번 발생하면 보행장애, 동작장애, 인지장애, 언어장애 등 평생 안고 살아야 하는 후유증을 남긴다. 뇌졸중이 두려운 질병인 이유다.

다행히 서만길 씨 같이 꾸준한 재활 운동을 통해 점차 일상으로 회복하는 이들이 늘고 있다. 매일 걷고, 산을 오르며 몸을 움직이는 사람들이다. 이정민(가명, 64세) 씨 역시 산을 오르며 뇌졸중 후유증을 이겨냈다. 이정민 씨는 2001년 뇌졸중으로 쓰러졌다. 후유증은 심각했고 수개월 동안 말을 할 수도, 움직일 수도 없었다. 1년간의 병원생활을 마치고 집에 돌아온 후 조금씩 움직일 수 있게 되자 그는 산을 찾았다.

"관악산을 5년 동안 매일 다녔어요. 정상을 밟기까지 1년, 조금씩 조금씩 오르다 보니 1년 만에 관악산 정상에 오르게 됐어요. 지금은 걸음도 많이 좋아졌어요."

단순히 걷는 것조차 힘든 상황이었지만 하루하루 조금씩 등반 거리를 늘렸고, 1년 만에 관악산 정상을 밟을 수 있었다. 굳었던 몸은 점차 풀어져 잃었던 말도 조금씩 돌아왔다. 이제는 산악회에서 매주 사람들과 함께 산을 타고 있다. 이정민 씨와 함께 산을 오르며 오랜 시간 그를 지켜본 이들은 이정민 씨가 처음 산에 오를 때는 걸음도 힘들었고 말도 어눌해서 알아듣기조차 힘들었다고 말한다. 하지만 지금은 모든 게 좋아졌다며 그의 변화가 놀랍고 대단하다고 말한다.

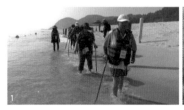
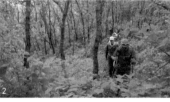

① 바닷가 걷기 중인 서만길 씨
② 등산으로 뇌졸중 후유증을 이겨낸 이정민 씨

전국 100대 명산을 완주했고 결코 이룰 수 없을 것 같았던 꿈인 히말라야 트레킹까지 성공한 이정민 씨. 그가 어려움 속에서도 등산을 계속하는 이유는 단 한 가지다.

"뇌졸중을 다시 겪지 않기 위해서 계속 산을 타는 거예요. 가만히 있으면 몸이 굳어요. 그래서 스스로 움직여야 한다고, 무조건 움직여야 한다고 말하죠."

등산으로 건강을 되찾으며 다시 삶의 의욕을 키울 수 있었다는 이정민 씨에게 산은 또 하나의 생명을 선물한 셈이다.

걷기 재활 운동의 놀라운 효과

2018년 1월, 최희영(가명, 53세) 씨는 뇌출혈로 쓰러져 대학병원 응급실로 실려갔다. 밤 10시에 시작한 응급수술은 새벽 5시가 돼서야 끝났고 다행히 목숨을 건졌다. 누구보다 직장에서 인정받던 최희영 씨. 갑자기 닥쳐온 뇌출혈로 편마비가 왔고 4개월 동안 휠체어 없이는 꼼짝도 할 수 없었다. 그러나 포기하지 않고 남편과 함께 걷기 운동을 1년 반 동안 지속했다. 그 결과 다시 걸을 수 있게 되었다. 한 달에 한 번씩 병원에 약을 지으러 가면 같은 시기에 치료받던 다른 환자들과 마주치는데 그들은 여전히 휠체어를 타고 있다고 한다.

최희영 씨는 하루 1시간 정도 야외에서 걷고 저녁에는 실내 자전거를 타거나 체육관 트레드밀 위를 걷는다. 이만큼 좋아진 것은 온전히 걷기 운동 덕분이라고 믿기 때문에 하루도 게을리 하지 않는다.

그렇다면 최희영 씨의 건강 상태는 어느 정도 회복됐을까? 부산대 양산병원 재활의학과 신용일 교수는 과거에 소뇌출혈이 있고, 전혀 걷지 못했던 환자가 이렇게 완벽하게 걷는 경우는 참 드물다고 말한다.

"환자의 보행능력을 점검할 때는 기능적 보행지수라는 점수를 사용합니다. 일반적으로 대중교통인 버스를 탈 수 있다면 완벽한 5점이라고 봅니다. 처음 재활치료를 할 당시 최희영 씨는 0점이었지만 1년 반이 지나 모든 척도가 드라마틱하게 좋아져 현재 5점으로 평가됩니다."

뇌출혈 수술 후 재활 3년차가 된 최희영 씨는 모든 동작이 한층 더 유연해졌다. 스트레칭 후 걷기 운동에 나서는 그는 1년 전과 전혀 다른 모습이다. 이제는 남편 없이 혼자서도 운동할 수 있게 된 것이다. 이미 6개월 전부터 산책로를 매일 1시간 정도 혼자서 걷는 게 가능해졌다. 항상 그녀와 함께 걷던 남편은 더 이상 함께하지 않고 아내 혼자 재활 운동을 할 수 있도록 창 너머로 가끔 지켜볼 뿐이다.

아직 살림은 전적으로 남편이 맡고 있지만 스스로 하는 젓가락질도 이제 많이 능숙해졌다. 요즘엔 새로운 즐거움이 생겼다. 인적 드문 공원에 나가 부부가 함께 노래를 부르는 것이다. 예전에 즐겨 부르던 노래 가사를 외워서 부를 수 있을 만큼 기억력도 좋아졌다. 혼자 걷고, 젓가락질을 하고, 가사를 외워 노래를 부르고…. 최희영 씨의 일상은 하나하나가 모두 재활훈련이다.

그렇다면 3년간 걷기 운동을 꾸준히 실천한 최희영 씨의 재활 상태는 얼마나 변화했을까? 보행과 균형조절능력을 점검하는 '일어서서 걷기' 검사를 실시해보았다. 10초 안에 마치면 정상 범위로 구분하는 검사에서 지난번(2019년) 기록도 9초대로 정상 범위였지만 이번(2020년)에는 7초대로 무려 3초나 단축됐다. 그야말로 놀라운 결과였다.

보행 속도는 매우 정상적인 범위에 들어가 있고 보행을 할 때 중요하게 생각하는 균형능력도 정상 범위로 나타났다. 즉, 실외 보행을 하는데 낙상의 위험 없이 보행할 수 있는 상태다. 부부는 이 모든 변화가 걷기 운동 덕분이라고 믿고 앞으로도 걷기 운동을 꾸준히 하기로 다짐했다.

종종걸음에서 보폭 넓혀 걷기까지

이명자(가명, 63세) 씨는 6년 전 죽을 고비를 넘겼다. 뇌출혈이 일어난 것이다. 출혈이 일어난 뇌혈관 3곳을 약 5시간 동안 봉합하는 1차 수술을 받고 3일 후, 뇌부종 발생으로 두개골 일부를 개방하는 2차 수술을 받았다. 다행히 어려운 수술은 성공적으로 끝났다. 두개골에서 떼어낸 뼈를 다시 이식하는 3차 수술까지 받고 1개월 후 퇴원했다.

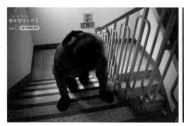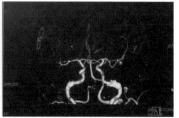

계단을 기어오르며
재활 운동한
이명자 씨.
현재는 좌우
뇌혈관이 매우
건강한 상태다.

그러나 퇴원 후에 몸이 마음대로 움직여지지 않았다. 집에서 재활병원까지 거리가 멀어 병원 재활치료보다 혼자서 걸어보려고 노력했다. 쉽지 않은 일이었지만 포기할 수 없었다. 기다시피 계단을 오르내려가며 걷기 운동을 한 지 6개월, 마침내 난간을 붙잡고 걸을 수 있게 됐다. 1년 후에는 등산 스틱을 짚고 걸었고, 2년 후부터 스틱 없이 혼자 걸었다. 걷기로 재활에 성공하고 걷기 운동을 생활화한지 4년째 되던 해였을까. 갑자기 무릎에 힘이 없고 허리가 아파왔다. 이명자 씨는 걷는 방법을 바꿔보기로 했다.

"처음에는 종종걸음으로 뛰다시피 걸었어요. 그런데 무릎과 허리가 아픈 후에는 종종걸음이 아니라 보폭을 조금 넓게 걸어 보고 내 속도를 찾았어요. 그러고 나니 아픈 게 사라진 것 같아요. 지금은 완전히 건강이 회복됐어요."

보폭을 넓혀 걷기 운동을 하는 이명자 씨는 하루에 1시간 4km를 걸으며 운동 효과를 톡톡히 보고 있다. 뇌출혈로 죽을 고비를 넘긴 후 6년 만에 완전하게 재활에 성공했다. 당시 왼쪽 편마비 증상까지 겪었지만 현재 이명자 씨는 좌우 뇌혈관 모두 균일하게 좋은 상태를 유지하고 있는 것으로 확인됐다. 한림대

동탄성심병원 신경외과 신일영 교수는 이명자 씨의 재활 성공은 '걷기 운동의 힘'이라고 말한다.

"이명자 씨 정도로 뇌부종과 뇌경색이 오면 완전하게 회복되기 쉽지 않습니다. 그런데 이명자 씨의 현재 상태는 100점 만점에 95점 이상으로 회복이 된 상태입니다. 이명자 씨가 재활치료와 걷기 운동을 꾸준히 한 덕분에 몸이 정상 수준으로 되돌아올 수 있었습니다."

이명자 씨는 약간 남아 있던 언어장애도 거의 좋아졌고, 수술한 부위와 주위 혈관도 협착이 나타나지 않는 굉장히 좋은 상태를 유지하고 있다.

뇌 신경 조직이 활성화되는 원리

뇌경색과 뇌출혈 같은 뇌졸중이 발생하면 뇌의 일부 신경조직이 손상되고, 손상된 부위가 조절하는 기능 및 행동에 장애가 생긴다. 재활치료를 통해 일어서고 걷는 연습이나 운동을 하면 인체 곳곳의 근육과 뇌가 신경계를 통해 수많은 정보를 주고받게 된다. 이 과정에서 뇌 유래 신경영양인자 분비도 활발해지고 신경전달물질도 활성화되면서 손상된 조직에 신경전달경로 대신 새로운 전달경로가 만들어지게 된다. 걷기 같은 운동이 이렇게 다른 경로를 찾아 연결할 수 있게 하는 뇌 가소성을 촉진하는 것이다.

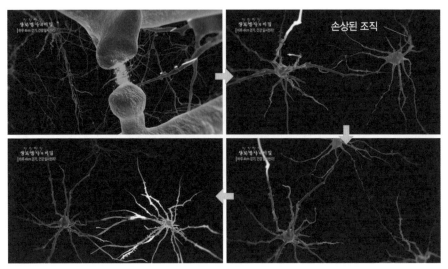

뇌 신경 조직 활성화 과정 : 뇌 신경전달물질이 활성화되면 손상된 조직 대신 새로운 전달경로가 만들어진다.

　미국 뇌졸중 협회와 심장 협회가 권장하는 뇌졸중 환자 치료 지침에서는 성인의 경우 일주일에 3~4회, 평균 40분 정도 빠르게 걷기 같은 중강도 운동을 시행하도록 권고하고 있다. 이런 운동들이 혈관 건강은 물론 이동성, 균형감각, 지구력을 향상시키기 때문이다. 오늘도 힘든 몸을 이끌고 한 걸음 내딛는 사람들. 그들의 걸음이 평범한 일상을, 새로운 생명을, 달라진 오늘을 선물하고 있다.

보폭을 넓혀 걸으며
파킨슨병과 더불어 살아가다

올해로 병력 15년 차 파킨슨병 환자인 정만수(가명, 75세) 씨는 해남 땅끝 마을에서 출발해 서울까지 600km를 걷는 국토대장정에 도전했다. 떨림과 근육 강직이 악화되며 차츰 몸이 굳어 가는 파킨슨병. 파킨슨병은 아직까지 완치가 불가능하다. 국토대장정 중 휴식으로 굽어지는 자세를 바로잡고 다시 출발하기를 수십 차례. 항상 처음 몇 걸음을 걷기 위해서는 주변의 도움이 필요하다. 하지만 일단 걷기 시작하면 혼자서 잘 걷는다. 평범한 일상인 걷기가 정만수 씨에게는 그저 기적과도 같다.

"기적이라는 것이 물 위를 걷는 게 기적이 아니에요. 제가 땅 위를 걸어 다니는 것 자체가 기적이에요."

정만수 씨는 국토대장정 27일 만에 드디어 서울에 도착했다. 하루 평균 23km씩 걸었던 600km 대장정이 끝났다. 평소에도 걷기 운동을 통해 파킨슨병과 더불어 살아간다고 생각하는 정만수 씨. 그의 현재 건강 상태는 어떤지 알아보기 위해 병원을 찾았다.

파킨슨병 환자가 가장 고통 받는 증상 중 하나는 운동장애다. 대부분의 파킨슨병 환자가 보행이 안 되고, 손이 떨리고, 손관절이 굳고, 움직임이 느려지는 등의 어려움을 겪는다. 이러한 증상을 체크해서 임상 척도로 나타낸 것이 파킨슨병 평가 척도(UPDRS)다.

파킨슨병 평가 척도(UPDRS)를 통해 정만수 씨 건강 상태를 알아봤다. 3년 전 처음 검사에서 성만수 씨는 48점을 받았다. 이 정도 수치면 파킨슨병이 상당히 진행되어 걷기 힘들고 생활에 어려움을 겪었을 거라는 점이 전문가의 소견이다. 하지만 현재 검사에서는 42점 정도로, 3년의 시간이 흐른 것을 고려하면 파킨슨병이 더 나빠지지 않고 건강 상태를 유지하고 있다.

정만수 씨는 3년 전과 비교해서 검사 결과가 한 등급 좋아진 것으로 확인됐다. 2017년 4단계(심각한 장애 : 도움이 없어도 걷거나 서 있을 수는 있음)였지만 2020년에는 3단계(중간 정도의 장애 : 자세에는 안정성이 부족하나 독립적으로 움직일 수 있음)로 올라선 것이다. 꾸준히 걷기 운동을 실천한 덕분이었다.

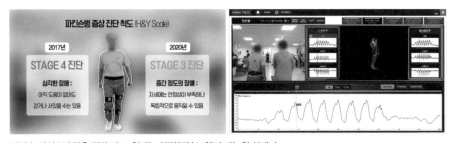

정만수 씨의 3년 전후 진단 비교. 현재는 안정적인 보행이 가능한 상태다.

그렇다면 정만수 씨의 걸음걸이 상태는 어떨까? 8년 동안 꾸준히 걷기 운동을 실천한 그는 근력은 물론 유연성과 균형감각도 전보다 나아졌다. 특히 보폭이 넓은 걸음걸이만 보면 중증의 파킨슨병 환자로 보이지 않는다. 흔히 파킨슨병에서 많이 나타나는 패턴들이 몇 가지 나타나지만 보행만 봐서는 거의 완벽에 가깝다고 할 수 있다.

한양대 구리병원 재활의학과 장성호 교수는 정만수 씨의 건강 비결이 걷기에 있다고 말한다.

"정만수 씨 정도로 파킨슨병이 진행된 상황이라면 대부분의 환자들이 집에만 있습니다. 정만수 씨는 군살 하나 없는 몸에 온몸이 근육으로 이루어져 있습니다. 무엇보다 한번 걷기 시작하면 속도도 빠른 편이고 걸으면서 안 넘어지고요. 심한 파킨슨병으로 고생을 하는데도 불구하고 지금처럼 활발하게 지낼 수 있는 것은 열심히 걷고 또 걸은 덕분이라고 생각합니다."

파킨슨병 진행 과정은 마치 노화 과정의 변화를 단기간에 축약시켜 놓은 것과 비슷하다. 그렇다면 걷기 운동이 파킨슨병 속도를 늦추듯이, 일반적인 노화의 속도를 늦추는 효과도 있을

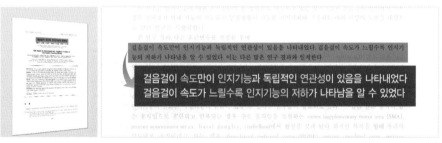

걸음걸이 속도와 인지기능의 연관성(임상노인의학회지, 2008)

까? 고령자를 대상으로 걸음걸이 속도와 인지기능의 연관성을 살펴본 연구 결과, 걸음걸이 속도가 느릴수록 노화의 중요한 척도인 인지기능이 낮아져있는 것이 확인됐다. 뇌에서 해마의 위축으로 걷기 속도와 보폭이 줄어드는 것이다.

재활의학과 진료를 받는 김승회(가명, 69세) 씨 역시 파킨슨병 환자다. 걸을 때 몸이 앞으로 쏠리고 발보다 몸이 먼저 앞서 나가 길에서 쓰러지는 등 운동장애를 겪고 있다. 다행히 초기에 빌견해 치료 중인 김승회 씨는 증상이 많이 나아졌다. 나이에 비해 관절과 뼈 상태도 비교적 좋은 것으로 확인됐다.

김승회 씨의 보행 분석 검사 결과, 발목 염좌 병력이 미세한 영향을 주는 것 외에 큰 문제는 없는 것으로 나타났다. 김승회 씨는 보폭을 넓혀 걷는 보행 교정치료를 받는다. 파킨슨병의 특성상 보폭이 계속 줄어들어 나중에는 잰걸음을 걸을 수밖에 없다. 보폭이 짧은 걸음을 걷게 되면 낙상 위험이 늘어나고 그로 인해 아예 못 걷는 경우가 발생할 수 있다. 즉, 조금씩 걸을 수 있는 파킨슨병 초기에 보폭을 늘려 걷는 것이 효과적이다.

전문가들은 파킨슨병 환자가 증상 악화를 대비해서 보폭 넓혀 걷기 훈련을 하는 것처럼, 일반적인 노화 현상에 대비해 미

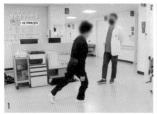 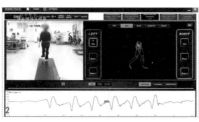

① 보폭 넓혀 걷기 훈련 모습
② 김승회 씨의 안정적인 보행 상태

리 보폭 넓혀 걷기 연습을 하는 것도 충분히 긍정적 효과가 있다고 말한다. 조금만 보폭을 넓히고 조금만 보행 속도를 올려도 에너지 소모와 운동 강도가 훨씬 높아진다. 뿐만 아니라 심폐 지구력과 하체 근력을 더욱 강화시키는 장점도 있다. 즉, 잰걸음으로 1만 보를 걷는 것보다 큰 걸음으로 5천 보를 걷는 것이 더 나을 수 있다는 것이다. 나이가 들어도 최대한 오랫동안 건강하고 활력 있게 걷는 능력을 유지한다면 치매와 인지능력 저하를 예방하고, 파킨슨병도 이겨낼 수 있다.

➕ 전문의 한마디 힘든 정도의 걷기 운동이 효과적이다

걸을 때 보폭을 넓히고, 보행 속도를 올려서 땀이 차고 호흡이 약간 가빠지는 정도로 유산소 운동을 해야 파킨슨병, 치매, 뇌졸중 후유증을 극복하는 재활 운동에 도움이 될 수 있다.

최호진 교수(한양대 구리병원 신경과)

걷기로 암의 두려움에서
벗어나다

63빌딩에 근무하는 오상민(가명, 44세) 씨는 운동으로 다져진 탄탄한 몸을 가지고 있다. 주변에 운동 마니아로 알려진 그의 건강 비밀은 바로 계단이다. 자신의 체력을 알아보기 위해 처음 오르기 시작한 계단은 이제 그의 인생에 동반자가 되었다.

오상민 씨의 근무지는 63빌딩 최고층에 위치한 양식당. 평소에 59층까지 오르는데 8분 30초에서 9분 정도밖에 걸리지 않는다. 21년째 조리장으로 근무하고 있는 오상민 씨가 매일 계단을 이용하는 데에는 특별한 이유가 있다. 위암 3기 판정을 받고 수술과 항암의 힘든 투병 과정을 거친 그에게 암을 이기기 위해서는 운동이 필요했다. 위암 완치 후 마라톤과 자전거를 이용해 꾸준히 몸 관리를 해왔지만, 그의 건강을 지켜낸 일등공신은 매일 반복한 계단 오르기였다.

미국의 한 저널에 암과 신체활동의 관계에 대한 연구 결과가 게재됐다. 암 진단을 받은 남성의 신체활동과 생존 확률에 관

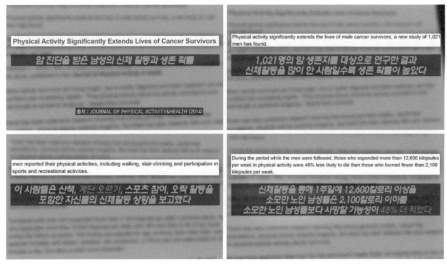

암 진단을 받은 남성의 신체활동과 생존 확률(JOURNAL OF PHYSICAL ACTIVITY&HEALTH, 2014)

한 연구 결과에 따르면 신체활동을 많이 한 암 환자일수록 생존 확률이 높은 것으로 나타났다. 또한 계단 오르기를 포함하여 각종 신체활동을 많이 하는 사람일수록 모든 원인에 의한 사망 위험이 48퍼센트 낮은 것으로 확인되었다.

대학병원에서 수간호사로 일했던 김두림(가명, 62세) 씨는 40대 초반 젊은 나이에 유방암 진단을 받았다. 수술을 받고 퇴원한 다음 날, 남편은 그녀를 데리고 산에 올랐다.

"엄청 밉고 야속했죠. 오른쪽 유방암 수술을 했는데 붕대를 감아서 오른팔을 쓸 수도 없었어요. 그래서 왼쪽은 남편이 부축하고 오른쪽은 시누이가 부축해서 불암산에 갔어요."

큰 수술을 받았지만 씩씩하게 이겨내길 바라는 남편의 마음이었다. 지금은 40분이면 오르는 정상을 과거에는 수도 없이 쉬며 올라 2시간이 넘어 겨우 도착했다. 남편이 야속하고 미워서 산을 오르는 동안 계속 원망했지만 막상 정상을 찍고 내려오니 기분이 좋고 또 가야겠다는 생각이 들었다.

수술을 받은 후 1년간 항암치료를 받을 때는 집 근처 산을 천천히 올랐다. 그러다 등산에 흥미가 생기고 실력이 늘면서 간단한 장비로 바위 능선을 오르는 릿지 등반을 시작했고, 꾸준히 다져온 체력을 바탕으로 10년 전부터는 암벽 등반을 하고 있다. 하루하루 조금씩 오르다 보면 어느새 목표한 곳에 가게 된다는 김두림 씨. 무언가를 해냈다는 성취감, 그것만큼 그녀를 기쁘게 하는 것이 없다.

김두림 씨는 수술보다 힘들다는 항암치료를 견뎌내고 5년 후 마침내 완치 판정을 받았다. 그녀에게 등산은 어떤 의미일까?

"등산은 저한테 보약이죠. 자연이 주는 보약. 제가 돈 안 내고 먹어도 되고요."

유방암 수술을 받은 지 20년, 그녀는 재발 방지를 위해 완치 판정 이후에도 정기적으로 병원을 찾고 있다. 현재 건강 상태는 아주 양호하다. 건강과 음식에 대한 중요성을 인식하게 되어서 지금은 동일한 연령대의 사람보다 훨씬 더 건강한 삶을

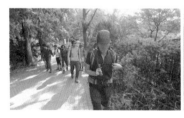 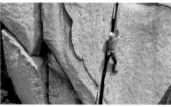

등산과
암벽 등반 중인
김두림 씨

살고 있다. 다행히 수술을 받았던 부위에 재발 양상은 보이지 않고, 수술을 받지 않은 반대쪽에도 별다른 이상이 없다.

김두림 씨의 주치의인 갑상선내분비외과 정파종 전문의는 등산이 유방암 예방과 재발 방지에 효과적이라고 설명한다.

"등산은 정상적인 사람에게도 효과적인 건강 유지법이죠. 폐경기 이후의 체중 증가가 유방암에 상당히 나쁜 영향을 미칠 수 있는데, 등산을 하게 되면 유산소 운동이기 때문에 정상 체중을 유지할 수 있습니다. 또 여러 가지 건강 상태가 좋아짐으로써 유방암의 재발 방지에도 도움이 된다고 생각합니다."

한 연구에 따르면 숲에서 여행하는 사람들은 NK세포 활성률이 크게 증가하는 것으로 나타났다. NK세포는 암세포와 비정상 세포를 파괴하고, 퍼포린과 그랜자임 같은 항암 단백질을 생산해 항암치료에 도움을 준다. 산림욕을 하거나 숲속을 걸을 때 몸의 면역력을 강화하는 NK세포의 분비가 증가해서 면역력을 강화하는데 도움이 되고, 특히 항암요법을 받는 환자에게 보조적인 치료라는 의미에서 큰 도움이 될 수 있다.

걷기 지도자 이연(가명, 60세) 씨에게 걷기는 남다른 의미가

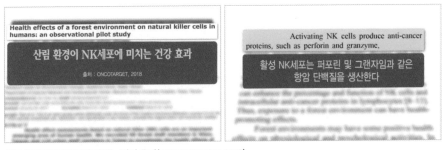

살림 환경이 NK세포에 미치는 건강 효과(ONCOTARGET, 2018)

있다. 살기 위해 걷기 시작했다는 그는 여건이 안돼서 못 걷는 이들과 함께 걷기 위해 동호회를 만들었다. 걷기 동호회는 이연 씨가 없었다면 불가능했을 모임이다.

"동네 주민들 중에서도 걷고 싶은데 여건이 안돼서 못 걷는 분들이 있어요. 걸어야지 걸어야지 생각하면서도 걸으러 나오기가 쉽지 않잖아요. 그럼 여럿이 모여서 한번 걸어보자 해서 모임을 만들었죠."

매일 10km 이상 걷는 그가 걷게 된 건 4년이 채 되지 않았다. 학원 통학버스를 운전했던 이연 씨. 하루 대부분의 시간을 앉아서 보냈고 잠은 늘 부족했다. 식사는 급하게 때우기 일쑤였다. 건강 악화는 당연한 결과였을지도 모른다. 이연 씨는 지난 2016년, 담낭암 진단을 받았다. 수술 후 휴식을 선택했고 건강을 위해 시작한 것이 걷기였다. 살기 위해 시작한 걷기로 인해 인생이 바뀌었고 새로운 도전도 할 수 있었다.

"도심보다는 공기 좋은 곳을 찾아가 쉬면 몸도 편안해지고 괜찮아지지 않을까 하는 생각이 들더라고요."

담낭암은 임파선이나 간으로의 재발과 전이 위험이 커서 정기적인 추적 검사가 중요하다. 씩씩하게 걸어왔던 이연 씨지만 검진 시간은 늘 두렵기만 하다. 건강이 좋아진 걸 몸으로 느끼면서도 결과를 확인하러 병원에 방문할 때마다 항상 불안하고 초조한 마음이 생긴다. 이연 씨의 현재 몸 상태는 어떨까? 다행히 검사 결과 간 수치가 정상이고, 혈당도 높지 않고, 콜레스테롤 수치도 굉장히 좋은 것으로 나타났다.

휴식의 방법이자 살기 위한 수단으로 선택한 걷기. 이연 씨에게는 어디에서 걸을지도 중요했다. 그래서 선택한 곳이 자연, 특히 바다와 산이다. 바다를 걸으면 가슴에 묻어뒀던 것들이 모두 표출되는 느낌이고, 산을 걸으면 가슴에 무언가가 포근하게 들어오는 것이 느껴진다는 이연 씨. 바다와 산을 걸으며 암 수술 이전보다 더 건강한 삶을 살고 있는 그에게 걷기는 선물이었다.

➕ 전문의 한마디　편안한 마음을 갖고 걸어라

암 환자들은 대부분 지나친 공포에 사로잡혀 있다. 평소에 하던 일도 거의 안 하고 가만히 집안에서 아무것도 안 하는 경우가 많다. 특히나 예후가 안 좋은 암에 걸렸을 때는 두려움이 더욱 크다. 암 환자에게 편안한 마음을 갖는 건 무엇보다 중요하다. 편안한 마음을 갖고 걷거나 유산소 운동을 병행해서 적절히 움직이는 것이 꼭 필요하다.

박연호 교수(가천대 길병원 외과)

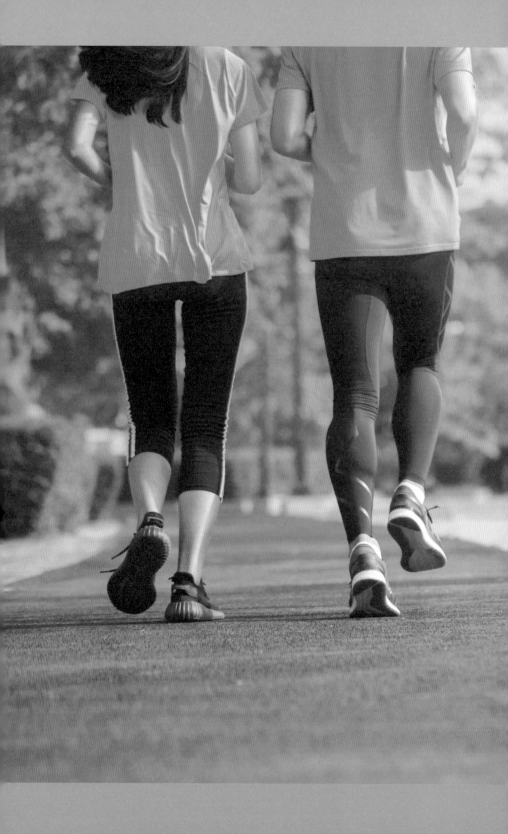

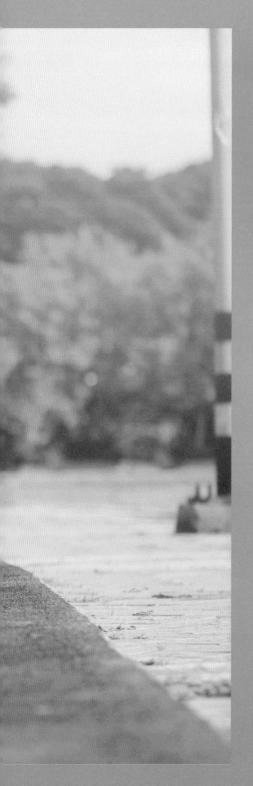

3

백년 걷기를
위한 지침

약이 되는 걷기, 독이 되는 걷기

맞춤형 걷기로
약이 되는 걷기를 시작하라

조선시대 과객들은 과거 시험을 치르기 위해 전국 각지에서 한양으로 모였다. 과객들이 두 발로 걸어서 지나던 곳, 한양 30리 누리길은 한양성으로 들어가는 마지막 여정이었다. 이 길을 걸으며 사람들은 저마다 과거 급제의 소망을 담아 돌탑을 쌓았다. 부산에서 출발하면 문경 새재를 거쳐 이 길에 접어들기까지 보통 2주 정도를 꼬박 걸어야 했다.

이처럼 과거에는 대부분 걸어서 이동했다. 현재는 부산에서 서울까지 4시간이면 이동할 수 있지만, 사람들은 여전히 한양 30리 누리길을 걸어서 지나간다. 건강을 위해서 일부러 걷는 것이다.

이동이란 목적보다 운동을 위해서 걷는 시대. 과연 걷기는 건강에 이롭기만 한 것일까? 건강을 위해 시작한 걷기 운동이 오히려 건강을 해치기도 하고 걸을수록 통증이 심해진다면 무엇이 잘못된 걸까? 질병을 유발하는 잘못된 걷기가 아닌, 건강

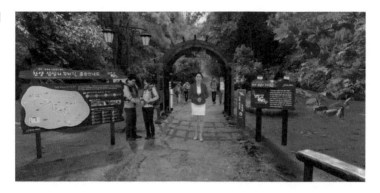

한 걷기를 위해 자신의 상태에 알맞은 걷기 방법을 찾고 나이와 질환에 따른 맞춤형 걷기 전략을 세워야 한다.

그렇다면 백년 걷기, 백년 건강이라는 목표에 도달하기 위해서는 걷기 운동을 어떻게 하는 것이 좋을까? 서로 다른 개인의 신체 상태와 능력에 적합한 방법을 찾아야 하기 때문에 누구에게나 똑같이 적용할 수 있는 방법을 정하긴 어렵다. 한 가지 분명한 점은 몸이 준비가 안 된 상태에서 무턱대고 지나치게 많이 걷는다면 오히려 부작용을 일으킬 수 있다는 것이다. 자신에게 알맞은 시간과 속도를 찾아내고, 조금씩 운동량을 늘리면서 꾸준히 실천하는 것만이 걷기 운동으로 건강 정상에 무사히 도착하는 방법이다.

국내 최고령 방송 진행자 송모(93세) 씨는 방송 녹화가 없는 날에는 매일 서울 종로의 사무실로 출근한다. 늘 지하철을 이용하며 최소 40분 정도를 걷는 그에게 출퇴근길은 자연스런 걷기 운동 코스인 셈이다. 출퇴근길에 마주치는 사람들과의 즐거운 대화는 덤이다.

사무실이 있는 서울 낙원동에는 그의 이름을 붙인 길이 있다. 이곳을 제2의 고향 삼아 활동해온 것을 기념하는 명예 도로명이다. 송모 씨는 이 동네에서 빨리 걸어가기가 어렵다. 반가워하는 모든 사람들과 인사를 나누고, 사진 찍기를 요청하는 사람들과 일일이 사진을 찍기 때문이다. 벌써 50여 년 넘게 지속해온 습관이다.

그가 이렇게 걷기를 시작한 것은 젊은 시절 크게 아프고 난 다음부터였다. 6개월 동안 입원 후 퇴원하는 송모 씨에게 주치의는 적당한 운동을 권했다. 얼마 지나 지하철을 타고 신촌역에 갈 일이 있었다. 신촌역의 긴 계단을 오르며 적당히 숨이 찬 송모 씨는 '이 정도면 내 상태에 맞는 것 같다'는 생각을 했고 그때부터 계단을 올라서 지하철을 타기 시작했다. 자신에게 맞는 운동을 찾아낸 것이다.

실제로 걷기 운동은 머리끝부터 발끝까지 전신의 다양한 질환에 예방 효과가 있는 것으로 밝혀졌다. 걷기의 운동 효과를 살펴본 한 메타 연구 결과에 따르면, 걷기는 나이가 들수록 발병률이 증가하는 심장질환, 고혈압, 제2형 당뇨병, 비만, 골다

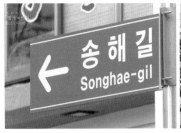 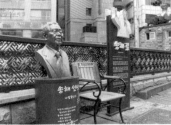

서울 낙원동에 있는 송해길

공중 등 생활습관병과 만성질환 관리에 도움을 주는 것으로 나타났다. 또한 고령자의 경우 고강도 운동보다 걷기 운동 같은 중강도 운동 선호도가 높아져 걷기가 고령자의 주요 건강 관리 요법으로 부각되는 추세다.

아흔이 훌쩍 넘은 고령이라는 나이가 무색하게 여전히 계단을 오르내리고 걷는 것을 즐기는 송모 씨. 그에게 걷기 운동을 지속할 수 있는 비결이 따로 있는 것일까?

"자세만 바르면 걸음은 그냥 나와요. 저는 어디 걸어갈 때 앉았다 일어서면서 자세를 잡고 그 자세로 쭉 걸어요. 걷는데 바

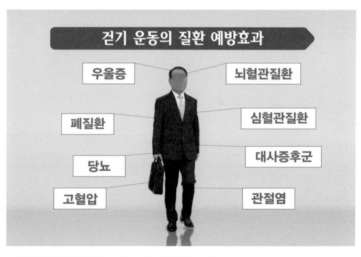

공중보건에서 걷기의 중요성 (Official Journal of the American College, 2008)

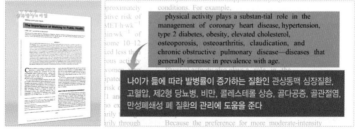

른 자세가 제일 중요하다고 생각합니다."

50여 년을 한결같이 대중교통을 이용해온 그에게 걷기는 습관이자 일상이다. 송모 씨처럼 고령인 사람들은 개인의 신체적 한계에 따라서 운동량을 조금씩 조절해나가는 과정이 필요하다. 적은 운동량부터 시작해 점진적으로 늘려가며 바른 자세로 걷는다면 건강한 걷기가 될 확률이 높아진다.

약이 되는 바른 걷기 운동
3가지 준비 사항

저녁 7시, 사람들이 개천 옆 운동장으로 하나 둘 모여든다. 보건소가 주관하는 시민 걷기 프로그램인 달빛 걷기 동아리 회원들이다. 왜 이렇게 많은 사람들이 걷기 운동을 하러 모이는 걸까? 동아리에는 체형과 걸음걸이 교정은 물론 질병을 관리하기 위해 모인 사람들이 대부분이다.

"걷기 운동을 하니까 굽었던 허리가 교정이 되더라고요. 팔자걸음으로 걷던 게 일자걸음으로 교정이 되니까 좋아요."

"고지혈증이 있어서 6개월 동안 검진을 받고 있어요. 그래서 매일 1만 보 걷기를 하고 있어요."

달빛 걷기 모습

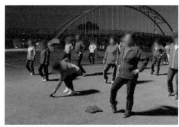 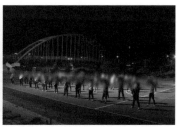

달빛 걷기 동아리의 장점은 체육 지도사가 정확한 걷기 방법을 알려주어 올바른 방법으로 걸을 수 있다는 점이다. 걷기 전에 관절을 풀어주는 준비 운동은 필수다. 체육 지도사는 바르게 걷는 자세를 충분히 알려주고 함께 걸으며 회원들의 자세를 일일이 바로잡아 준다. 다음은 바른 걷기 운동을 위한 3가지 준비 사항이다.

① 내 자세 점검하기

걷기 운동을 시작하기 전에 먼저 자신의 걷기 자세가 바른지 체크하는 것이 필요하다. 앞모습의 경우 오른쪽과 왼쪽의 균형이 잘 맞는지, 손바닥이 정면을 향하지 않고 측면(몸통)을 향하고 있는지, 팔을 앞뒤로 잘 젓는지를 점검한다. 옆모습의 경우 등이 굽었는지, 상체가 앞쪽으로 쏠렸는지를 확인한 후 걷기 운동을 시작하는 것이 좋다.

② 바른 걷기 운동 자세 익히기

바른 걷기 운동 자세란 시선은 정면을 향하고 몸은 꼿꼿하게 세운 상태로 걸을 때 발은 뒤꿈치, 발바닥, 발가락 3단계로 디디며 걷는 자세를 말한다. 이때 팔은 보행 속도에 맞게 자연스럽게 흔든다.

바른 걷기 운동 자세

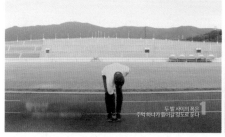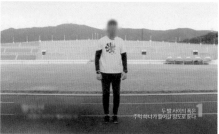

① 걷기 전에 두 발 사이의 폭은 주먹 하나가 들어갈 정도로 벌려둔다. 시선은 정면을 바라보고 몸은 꼿꼿하게 세운다.

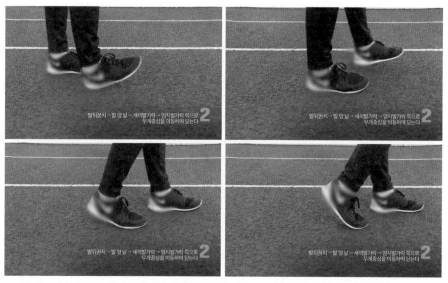

② 걸을 때 무게중심이 뒤꿈치 → 옆 날 → 새끼발가락 → 엄지발가락 쪽으로 이동하며 마지막에 바닥을 차고 나간다.

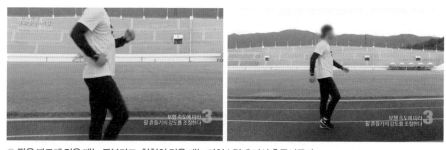

③ 팔은 빠르게 걸을 때는 구부리고, 천천히 걸을 때는 자연스럽게 펴서 흔들어준다.

③ 근력 강화 운동하기

안정된 걷기를 실천하기 위해서는 평소 근력 운동이 필요하다. 허벅지 근육은 물론 몸 중심의 코어 근육, 척추기립근과 엉덩이 근육, 종아리 근육까지 하체 근력이 뒷받침되어야 한다. 처음 걷기 운동을 시작할 때는 체력을 향상시키기 위해 일주일에 3일 정도 운동하고 개인의 몸 상태에 따라 최소 3일에서 최대 5일 정도까지 근력 운동량을 조절한다. 한 번 운동할 때는 30분에서 60분 운동하는 것이 좋지만 자신의 신체 상태에 따라 10분씩 3~6회에 걸쳐 해도 괜찮다.

걷기 운동은 단순히 걷는 것으로 끝나는 게 아니라 몸의 다양한 면을 좋게 만들어주는 종합 예술과 같은 운동이다. 심폐 기능이 좋아지고, 온몸의 근력이 강화되고, 유연성이 길러진다. 그뿐만 아니라 인지기능이 좋아지고 성인병을 예방하기도 한다. 이러한 걷기 운동의 효과를 고스란히 얻기 위해서는 올바르게 걷는 것이 가장 중요하다. 걷기 전에 자신의 걷는 자세를 점검하고, 바른 걷기 자세를 충분히 숙지하며, 본인의 운동량에 맞는 보폭과 속도를 찾아 꾸준히 걷는다면 그것이야말로 '약이 되는 걷기'가 될 수 있다.

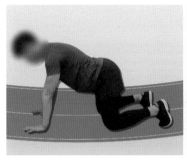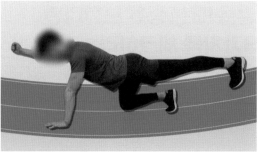

① 버드-도그(Bird-dog) : 허리와 복부의 근력 향상을 도와주는 코어 동작

네 발로 기어가는 자세를 만든 후 어깨 아래에 손이, 골반 아래에 무릎이 오도록 한다. 허리 움직임 없이 왼손과 오른발을 앞뒤로 뻗는다. 반대쪽도 시행한다.

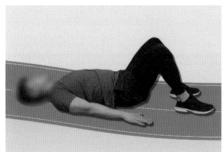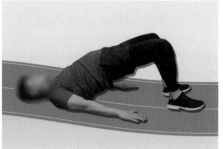

② 브릿지(Bridge) : 엉덩이 근력과 척추기립근을 강화하는 동작

바르게 누운 상태에서 무릎을 구부려 발을 바닥에 밀착한다. 배에 힘을 주며 엉덩이를 위로 들어올린다.

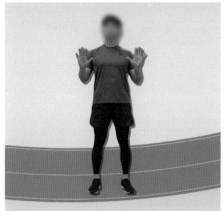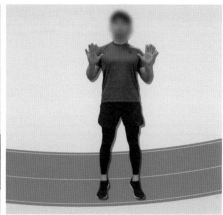

③ 발끝으로 서기(Calf raise) : 종아리 근육을 강화하는 동작

다리는 골반너비로 벌리고 두 팔을 들어 균형을 잡는다. 발가락에 골고루 힘을 주고 뒤꿈치를 최대한 들어올린다.

걸을 때 통증을 느낀다면
3가지를 체크하라

1928년, 세계 최초 로봇 '에릭'이 세상에 공개됐다. 인사하고 고개를 좌우로 돌리는 움직임이 가능한 로봇이었다. 무려 56년 뒤인 1984년, 두 발로 걸을 수 있는 인간형 로봇 'WL-10RD'가 개발됐지만 한 걸음을 떼는데 1.3초나 걸렸다. 그로부터 30여년이 흐른 2015년, 인간형 로봇의 최고 수준이라는 '아틀라스'가 등장했다. 그러나 아틀라스도 그해 첫선을 보였던 로봇 경진대회에서 걷다가 균형을 잃고 넘어졌다. 어째서 제대로 걷는 로봇을 만들기가 이토록 어려운 걸까?

두 발로 걷는 것은 수많은 인체 작용이 동시에 맞물려 돌아가야 하는 복합적 행동 체계다. 다양한 근육과 신경이 제 역할을 하면서 단계별로 기능의 조화를 정확히 이뤄내야 가능하다. 즉 복잡한 보행 체계에 작은 이상이라도 생기면 자연스러운 걸음걸이를 지속하기 어렵다. 만약 작은 이상 증상을 무시하고 계속 걷는다면 결국 보행이 어려울 정도로 악화될 수 있다.

1년 전부터 다리가 아픈 보림(가명, 63세) 스님은 특히 고관절과 무릎에 통증이 심하다. 최근에는 절을 하는 것도 쉽지가 않다. 궁여지책으로 아픈 곳에 파스를 붙여보지만 효과는 크지 않다. 당뇨와 뱃살 고민으로 걷기 운동을 시작한 보림 스님은 자신의 걷는 방법에 문제가 있는 것 같다고 말한다.

다리 통증은 그의 일상에 변화를 가져왔다. 아프기 전에는 매일 2시간 정도 일주일에 5~6일 걸었다. 하지만 요즘은 걷기 운동을 거의 못하고 있다. 무릎, 고관절, 허리까지 통증이 심해졌기 때문이다. 한 달 반 만에 다시 조심스럽게 걷기 운동을 시도해봤지만 통증이 만만치 않았다. 걷자니 다리가 고통스럽고 안 걷자니 당뇨가 걱정됐다.

무릎이 아픈 이복혜(가명, 67세) 씨는 집에서 생활할 때 바퀴 의자를 애용한다. 10여 년 전 무릎을 다쳤기 때문이다. 등산을 좋아했던 이복혜 씨는 어느 날 산에서 내려오던 중 무릎에서 뭔가 깨지는 소리가 났다. 산에 올라갈 때는 힘들었지만 내려올 때는 비교적 쉬워서 뛰어 내려오기를 반복했더니 무릎에 무리가 온 것이다. 간단한 수술을 받고 5년 후 다시 걷기 운동을

다리가 불편한
보림 스님

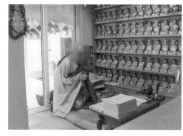
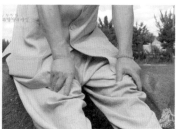

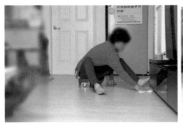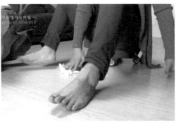

바퀴 의자에
앉아 청소하는
이복혜 씨

시작했지만 통증이 계속됐다. 요즘엔 산책하듯 천천히 동네 운동장을 걷는데, 예전엔 100바퀴 넘게 돌았지만 지금은 50바퀴도 못 돈다고 한다.

"너무 답답해요. 통증이 지속되니 걸음걸이가 이상해서 그런 건가 의심이 되더라고요."

① 선 자세 점검하기

통증으로 걷기 운동을 못하고 있는 보림 스님과 이복혜 씨는 정밀 검진을 받아보았다. 검사 결과 두 사람 모두 연령에 비례한 초기 퇴행성관절염 증상이 확인됐을 뿐 무릎 상태는 크게 나쁘지 않았다. 그런데 왜 이렇게 통증이 심할까? 두 사람의 선 자세와 걸음걸이를 분석해봤다.

선 자세를 촬영한 결과, 두 사람 모두 몸이 한쪽으로 치우친 경향을 보였다. 몸은 정면에서 봤을 때는 좌우의 균형이 잘 맞아야 하고 측면에서 봤을 때 귀, 어깨, 고관절, 발목 바깥쪽 복숭아뼈를 선으로 이어 일직선으로 잘 유지되어야 올바른 자세라고 할 수 있다. 귀, 어깨, 고관절, 복숭아뼈를 잇는 가상선이 틀어지면 관절에 나쁜 영향을 주게 된다.

② 3단계 발디딤 점검하기

보행을 분석한 결과, 이복혜 씨는 평발에 가까운 상태로 드러났다. 정상적인 보행은 3단계 발디딤이 이루어져야 한다. 뒤꿈치부터 충분히 딛고 시작해서 발바닥 전체로 딛고 체중이 앞쪽으로 치우치면서 추진해나는 것이다. 그러나 이복혜 씨는 뒤꿈치가 바닥에 닿자마자 바로 발바닥을 딛는 것으로 확인됐다. 보림 스님 역시 정상적인 3단계 발디딤이 안 되고 부자연스러운 움직임이 나타났다. 이런 식으로 걷다 보면 발목과 무릎에 전달되는 충격이 클 수밖에 없다.

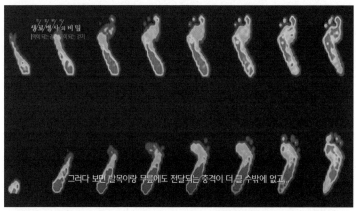

이복혜 씨의 보행 검사 결과 사진. 정상적인 보행은 뒤꿈치의 좁은 면적부터 찍혀 점진적으로 발바닥 면적이 넓게 찍혀야 하는데 이복혜 씨는 곧바로 넓은 면적이 찍혔다.

통증 때문에 틀어진 자세는 더 큰 통증을 부른다. 두 사람은 걷는 자세를 교정하기 위해 무중력 트레드밀에서 보행 연습을 실시했다. 중력이 없는 상태에서 걸을 수 있어서 통증을 거의 못 느끼며 바른 걷기 자세를 연습할 수 있다. 일상에서 무중력 트레이드밀 보행 연습과 비슷한 효과를 볼 수 있는 것은 수중 걷기다. 수중 걷기는 통증이 적은 보행 연습 방법이자 관절의 가동성을 높이고 근력, 균형감각, 심폐기능 등 여러 인체 능력을 키우는 효과가 있다. 최근 연구에 따르면 걷기는 퇴행성관절염 증상을 완화하는데, 특히 수중에서 걷는 것이 더 효과적인 것으로 밝혀졌다.

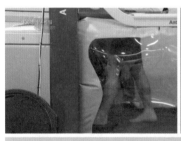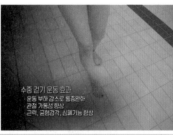

걷기 자세 교정에
효과적인 무중력
트레이드밀과
수중 걷기

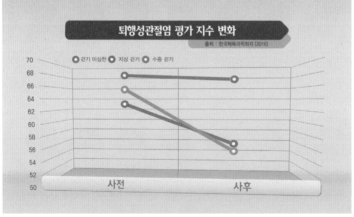

③ 하체 근력 점검하기

마지막으로 두 사람은 체평형 검사와 근력 검사를 실시했다. 검사 결과 두 사람은 하체 근력이 부족했다. 관절염이 있는 경우 관절 안에서는 매우 불안정한 환경이 만들어질 수밖에 없다. 그렇게 되면 관절 바깥에서라도 관절의 안정성을 잡아줘야 한다. 그 역할을 하는 것이 근육이다. 전문가들은 특히 허벅지 앞쪽 근육을 강화하도록 권하는데, 이 근육이 보행과 무릎의 안정성에 큰 역할을 하기 때문이다.

인체의 허벅지 근육은 허리를 받쳐주는 작용으로 척추가 받는 힘을 분산시키고, 다리를 구부리고 펴는 힘으로 무릎이 받는 하중을 분산시킨다. 그러나 나이가 들면 허벅지 근육이 점차 감소하면서 하중을 분산시키는 힘이 줄어들고 관절은 노화

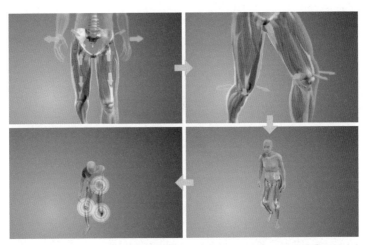

허벅지 근육과 관절 통증 관계 : 보행 시 허벅지 근육은 척추와 무릎이 받는 하중을 분산시킨다. 나이가 들수록 허벅지 근육이 감소하여 하중을 분산시키는 힘이 줄어들고 통증을 느끼게 된다.

하므로 상대적으로 큰 부하가 걸려서 통증을 느끼게 된다. 이 상태로 걷기 운동을 지속하면 통증은 갈수록 심해지고 관절 건 강도 더 악화된다. 두 사람처럼 걷기 운동으로 통증을 느낀다면 하체 근력 강화 운동을 하면 도움이 된다.

고령층의 걷기와 무릎 관절통에 관한 연구에 따르면 중강도 운동과 걷기 모두 무릎 관절통 예방에 효과적인 것으로 나타났 는데, 그중 걷기가 더욱 효과적인 것으로 밝혀졌다.

많은 사람들이 관절에 통증이 있으면 걷기나 운동으로 인해 서 증상이 더 악화되진 않을까 걱정한다. 하지만 관절 자체의 기본 생리가 움직임이 있어야 관절 연골에 영양이 공급된다. 즉, 적절한 자극이 있어야 연골이나 뼈 등 인체 구조물이 정상 적으로 기능을 잘 할 수 있는 것이다.

올바른 자세와 자신에게 맞는 보행으로 걷게 되면 누구나 통 증 없이 잘 걸을 수 있다. 만약 걸었는데 관절염이 더욱 심해지 거나 허리, 골반, 발목 등 통증이 심해진다면 현재 상태로 걸어

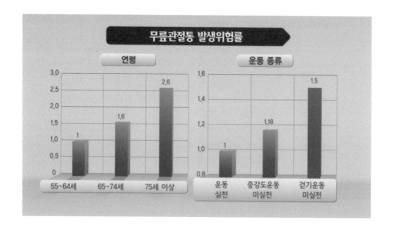

서는 안 된다. 이 경우에는 걷지 말고 자신에게 맞는 다른 운동을 찾든지 병원을 찾아 정확한 진단을 받고 올바로 걷는 방식을 배워야 한다.

＋ 전문의 한마디　　**움직임을 회복하는 것이 먼저다**

허리가 아플 때는 움직임을 회복하는 것이 중요하다. 우리 몸은 걸을 때 몸을 고정시킨 상태로 걷지 않고 자연스럽게 움직이며 걷는다. 발을 디딜 때마다 근육은 계속 힘을 쓰는 것이 아니라 힘을 썼다 뺐다 하면서 이완작용을 하는데, 이때 관절도 움직임에 관여해 체중 부하를 분산시킬 수 있다.

홍정기 교수(차의과학대학교 스포츠의학대학원)

안짱걸음과 뒤틀린 걸음은
걷기 교정을 하라

애초에 잘못된 걸음으로 걷는 사람이 있는가 하면, 신체 어딘가에 변화가 생겨 걸음걸이가 변하는 경우도 있다. 흔한 예로 나이가 들면 다양한 원인으로 걸음걸이에 변화가 찾아온다. 통계에따르면 노년층의 경우 평균 속력, 걸음 빈도, 보폭 등 걸음걸이 기능이 모두 감소하는 것으로 나타났다.

신체 변화로 걸음걸이가 조금씩 어긋났는데 그걸 모르고 계

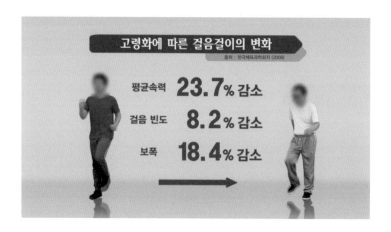

속 잘못된 방법으로 걷는 사람들이 부지기수다. 이 경우 자가 진단으로 통증과 걸음걸이를 살피는 건 오히려 독이 된다. 또한 근본적인 원인을 해결하지 않고 주사와 약으로 통증만 줄이고 또다시 잘못된 걷기를 반복하면 통증은 더욱 악화된다. 건강을 위해 걷지만 도대체 왜 건강이 나빠지는지도 모르고 걷는 경우 '독이 되는 걷기'가 되는 것이다.

안짱걸음은 교정이 필요하다

윤은지(가명, 61세) 씨는 15년 전부터 본격적으로 걷기 운동을 시작해 매일 1시간 정도 뒷산을 걷는다. 그런데 최근 문제가 생겼다. 걸으면 다리 뒷부분이 당기고 아픈 것이다. 집으로 돌아오면 한동안 침대 옆에서 스스로 고안한 자세로 다리를 세우고 누워서 쉬지만 통증은 쉽게 가라앉지 않는다. 윤은지 씨는 통증이 안짱걸음 때문이라고 생각한다.

"산을 오르면 모르는 분들이 '아이고, 안짱걸음이시네요'라는 거예요. 어렸을 때부터 안짱걸음으로 계속 걸어왔기 때문에 그때도 통증이 있었는데 올해 들어 심하게 아프거든요."

안짱걸음을 고치기 위한 자신만의 방법도 고안해냈다. 다리를 묶고 자는 방법이다. '허벅지를 단단하게 고정하면 일자걸음으로 걸을 수 있지 않을까?'라는 생각에 20년 정도 다리를 묶고 잠을 청했다. 하지만 여전히 통증이 있는 것으로 보아 다리를 묶고 자는 방법도 그리 효과적이지 않다고 스스로도 생각한다. 과연 윤은지 씨의 통증은 발끝을 안쪽으로 향해 걷는 안쨍걸음 때문에 생긴 것일까?

윤은지 씨가 병원에서 검진을 받아봤다. 윤은지 씨는 걱정대로 안쨍걸음이 문제였다. 그런데 더 큰 문제는 안쨍걸음이 통증의 원인일 것이라고 자가진단하고 교정하려 했던 행동들이었다. 잘못된 교정 때문에 오히려 발의 각도가 서로 달라져 오른쪽에 너 심한 봉승을 유발하고 있다. 한양대 구리병원 재활의학과 장성호 교수는 안쨍걸음은 다리 바깥쪽 통증을 유발한다고 말한다.

"윤은지 씨는 다리 양쪽이 태생적인 안쨍걸음인데, 그 와중에 교정을 어설프게 한건 지 한쪽이 더 심합니다. 그러다 보니 엉덩이부터 허벅지 아래로 내려가는 바깥쪽에 통증이 생긴 겁니다. 왜냐하면 발을 안쪽으로 틀려고 하면 다리 바깥쪽에 문제가 생기거든요."

발끝이 안쪽을 향하는 안쨍걸음으로 오래 걷게 되면 근육과 뼈에 무리가 와서 이상 증상을 느끼게 된다. 특히 종아리부터 엉덩이까지 이어지는 바깥쪽 근육에 무리가 와서 통증을 유발할 수 있다. 관절의 경우 부자연스러운 각도로 틀어져서 계속 움직이면 뒤틀리고 변형될 수 있는데, 그 자세로 걷기 운동을 열심히 하면 오히려 상태가 악화되면서 무릎, 고관절, 척추에 심한 통증을 유발할 수 있다.

윤은지 씨는 안쨍걸음을 의식적으로 교정하는 팔자걸음 연

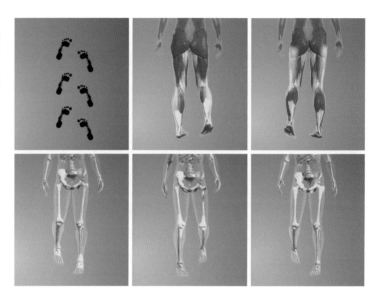

안짱걸음으로 오래 걸으면 종아리와 엉덩이 바깥 근육에 무리를 주고, 관절에 통증을 유발한다.

습을 처방 받았다. 틈나는 대로 발을 바깥으로 딛는 연습을 하고 팔자걸음 걷기로 안짱걸음을 상쇄하는 연습도 게을리하지 않았다. 덕분에 안짱걸음이 많이 교정되고 있다.

잘못된 걸음으로 평생을 통증에 시달려온 윤은지 씨. 게다가 엉뚱한 자가처방으로 신체 균형은 더욱 무너지고 통증도 가중되었다. 하지만 자세 교정과 함께 올바른 걷기를 생활화하자 단 2주 만에 통증이 눈에 띄게 줄었다.

뒤틀린 걸음의 보행 교정

윤은지 씨처럼 잘못된 자가진단이 통증을 불러온 또 다른 사례가 있다. 평생 금융기관에서 일하고 2년 전 퇴직한 이경훈(가명,

66세) 씨는 직장에서 최고책임자로 일하면서 늘 바빴다. 퇴직 후 쳇바퀴 돌던 직장생활에서 벗어나 요즘은 몸과 마음에 여유가 생겼다. 그래서 선택한 것이 걷기 운동. 4년 전부터 매일 걷기 운동을 실천하고 있다. 하루에 1만 5천 보 걷기를 목표로 삼고 가끔 장거리 걷기에 나설 때도 있다. 열심히 걸은 결과 체중이 6kg 줄었다.

그런데 문제가 발생했다. 허리부터 다리까지 당기는 통증이 생긴 것이다. 이경훈 씨는 '어느 정도 걷다 보면 통증이 낫겠지'라는 막연한 생각으로 자가진단을 내렸다. 통증이 있어도 하루 1시간 이상 매일 걸었는데 요즘 들어 통증이 심상치가 않다. 걷기 운동을 시작하기 전 아팠던 허리 통증도 다시 시작됐고 다리 통증은 훨씬 더 심해졌다. 건강을 위해 시작한 걷기 운동이 오히려 건강을 해치고 있는 것일까? 이상한 점은 오른쪽 신발 밑창이 유난히 많이 닳는 것이다.

이경훈 씨는 정밀 검진을 받아봤다. 검사 결과, 다리뼈와 관절에서 연령 평균 정도의 손상 외에 특별히 큰 이상은 발견되지 않았다. 그런데 걸음걸이에서 한 가지 특이한 점이 발견됐다. 이경훈 씨는 오른발이 안쪽으로 7도 정도 더 모아진 자세로 걷고 있었다. 뒤틀린 걸음걸이가 관절과 근육에 무리를 줘서 생각지도 못한 통증을 유발한 것이다. 도대체 왜 이런 걸음걸이가 만들어진 것일까?

"운전할 때 가속 페달을 밟으면 오른쪽 발을 바깥쪽으로 놓는 자세를 주로 하잖아요. 그 자세 때문에 아픈가 해서 의도적으로 오른발을 안쪽으로 해서 걸었어요."

원인은 자가진단 때문이었다. 처음 허리가 아플 때 오른발이 바깥으로 향한 자세로 오래 운전을 해서 아픈 것으로 판단하고, 의식적으로 오른발을 모으면서 걸었다. 이경훈 씨는 오른발 앞축을 안쪽으로 향해 걷던 틀어진 보행 자세를 바로잡는 걸음걸이 교정을 처방 받았다. 또한 오해로 시작된 허리 통증을 위해서는 척추 관절 교정에 도움이 되는 스트레칭 교육을 받았다.

이경훈 씨는 '걸음걸이 교정이 과연 큰 효과가 있을까?'라는 생각으로 시작했지만 막상 교정 받은 대로 걷다 보니 다리 아래쪽 부분의 시린 통증이 크게 줄었다고 말한다.

허리, 무릎, 다리, 발, 근육, 신경 등에 문제가 생기면 아픈 것을 회피하기 위해 걸음걸이가 미세하게 뒤틀린다. 최대한 통증이 느껴지지 않는 신체 부위를 사용해 걷고자 하기 때문이다. 통증으로 인해 나타나는 미세한 걸음걸이의 변화가 지속되면 결국 보행은 완전히 뒤틀어지게 된다. 물론 통증도 더 심해진

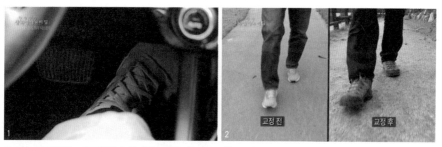

① 가속 페달을 밟는 오른쪽 발 ② 틀어진 보행을 바로잡는 걸음 교정

다. 하지만 미세하게 뒤틀린 걸음걸이는 사람의 눈으로는 발견하기 어렵다. 그래서 자가진단이 아닌, 전문가의 진단이 반드시 필요하다.

➕ 전문의 한마디　　**올바른 자세로 걸어라**

올바른 자세로 걷기 운동을 하는 것이 가장 중요하다. 만약 정상적이지 않은 자세나 관절에 무리한 동작으로 걷거나 운동하게 되면 기존에 있던 통증이 더욱 악화될 위험이 있다.
이동원 교수(건국대병원 정형외과)

발 질환자는 이렇게 걸어라 (무지외반증, 족저근막염)

한경린(가명, 77세) 씨는 요즘 답답하다. 발이 아파서 그간 매일 빠짐없이 하던 걷기 운동을 중단했기 때문이다. 그가 걷기 운동을 한 지는 30년이 됐다.

"요즘은 평균 1시간 정도 걸어요. 젊어서는 2시간을 걸었어요. 머리끝에서 발끝까지 조금 피곤하다가도 걷고 오면 증상이 없어져요. 다리가 무거워도 나갔다 오면 증상이 싹 없어지고 기분이 좋아요."

그런데 20여 년 전부터 간헐적으로 발등이 조금씩 아프기 시작했다. 급기야 지난 여름에는 통증이 더욱 심해져서 병원을 찾았고 담당 의사에게 발을 너무 많이 쓴다는 진단을 받았다. 건강을 생각해서 걸었는데 과유불급이었던 걸까. 소염제와 진통제를 복용하면서 통증은 진정됐지만 의사 권유로 일단 걷기 운동을 중단했다. 고령임에도 흔한 성인병 하나 걸리지 않았던 한경린 씨는 정확한 상태를 알아보기 위해 정밀 검진을 받았다.

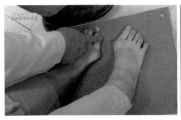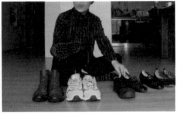

무지외반증인 한경린 씨의 발. 자신의 증상을 고려해 신발을 바꿨다.

한경린 씨의 통증은 무지외반증 때문이었다. 무지외반증은 엄지발가락 가운데 관절이 튀어나와 발 형태가 변형되는 질환이다. 고령자의 경우 발뼈의 아치가 가라앉으면서 발생하는 경우가 많다. 인체의 발은 뼈대가 옆으로 아치를 이루고 정면으로도 아치를 형성해 체중을 받치고 걸을 때 충격을 흡수한다. 그런데 노화가 진행되면서 무지외반증 같은 질병이 동반되면 아치가 서서히 가라앉아 평발화가 일어나기 쉽다. 이 경우 과한 걷기 운동을 계속하면 발은 충격을 직접 받아서 발바닥에 굳은살이 생기고 더욱 심해지면 뼈에 피로골절이 발생한다. 이로 인해 염증이 생겨 심한 통증을 느끼게 된다.

한경린 씨의 경우 다행히 걷기 운동을 완전히 중단해야 되는 상황은 아니었다. 무지외반증 치료를 병행하며 걷기 운동을 다시 시작해보기로 했다. 먼저 신발을 바꿨다. 한경린 씨가 평소에 즐겨 신던 신발은 폭이 좁고 굽이 있었는데 검사 후 밑창이 두껍고 폭이 넓은 신발로 바꿨다. 또한 걷기 운동만 했던 이전과 달리 발에 부담을 주는 걷기 양을 줄이고 운동량을 분산시키기 위해 실내 자전거 타기를 시작했다. 이제는 매일 걷지 않

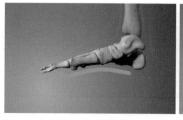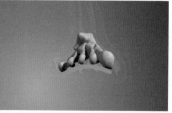

발의 아치와 걷기 관계 : 보행 시 발의 아치는 충격을 흡수하는데, 무지외반증의 경우 아치가 가라앉으며 평발화가 일어나곤 한다. 이 경우 발이 충격을 직접 받아서 뼈에 피로 골절이 발생할 수 있다.

고 하루건너 한 번씩 걷는다.

걷는 방법도 바뀌었다. 지금까지 발 상태를 고려하지 않고 무조건 넓고, 강하고, 빠르게 걸었던 걷기는 무지외반증이 있는 한경린 씨에게 독이 되는 걷기였다. 그래서 이제는 보폭을 좁게, 발에 무리가 되지 않는 강도로 약하게 걷는다.

걷기가 건강에 이롭다는 것은 이미 다양한 연구를 통해 밝혀졌지만 최근 잘못된 걷기로 발이나 다리에 이상이 생기는 이들이 많다. 병원에서도 다양한 발 질환을 호소하는 환자가 증가하는 추세다. 노화로 인해 발의 변형이 이루어지는 것을 제외하면 대부분 발에 무리를 주는 신발을 신고 걷다 이상이 생겨 병원을 찾는다.

발은 하루 평균 700톤의 무게를 지지하기 위해 아치 형태를 이룬다. 특히 발가락부터 발뒤꿈치를 잇는 족저근막은 발바닥 형태와 아치 유지에 도움을 준다. 뒷굽이 높은 신발로 아치의 균형을 잃으면 족저근막염이 생기고 신발의 폭이 좁으면 발가락이 휘어 무지외반증이 된다. 몸은 굽으로 높아진 무게 중

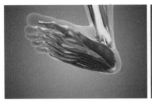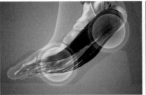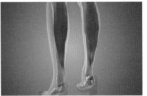

굽 높은 신발과 발 건강 관계 : 뒷굽이 높은 신발을 신으면 뒤꿈치가 올라가 발이 아치를 잃어 족저근막염이 생긴다. 몸은 굽으로 높아진 무게중심을 낮추기 위해 종아리 근육과 아킬레스건이 일시적으로 짧아진다.

심을 낮추기 위해 척추가 휘어 디스크가 생기고 종아리 근육과 아킬레스건이 일시적으로 짧아진다. 이러한 상태가 장시간 지속되면 다리 길이에 변화가 생긴다.

실제 잘못된 신발 선택으로 발 질환을 겪는 환자가 큰 폭으로 증가하고 있다. 족저근막염은 5년 전보다 두 배 가까이 증가했고 잘못된 자세, 운동, 생활습관으로 발의 아치가 무너져 평발이 되는 후천성 평발도 크게 늘었다. 또한 발가락 관절이 자극을 받아 생기는 무지외반증 역시 남녀 모두 꾸준한 증가 추세를 보였다.

누구나 쉽게 시작할 수 있고 일상에서도 실천할 수 있는 걷기. 하지만 준비 없이 무조건 시작한다면 독이 될 위험이 있다. 걷기에 적합한 신발을 선택하고 자신의 발 건강에 무리가 가지 않는 걷기 운동 방법과 강도를 선택하는 것이 매우 중요하다. 처음부터 무리하게 장시간 걷거나 통증을 참아가며 걷지 말아야 한다. 점진적으로 조금씩 몸을 준비해 나간다는 생각으로 걷는다면 건강한 걷기, 약이 되는 걷기, 성공적인 걷기가 가능하다.

걷는 뒷모습이 불안정하다면
근육 비대칭을 의심하라

20세기 미국 헐리우드의 대표적인 여배우 마릴린 먼로. 그녀를 이야기 하면서 빼놓을 수 없는 게 바로 '먼로 워크'다. 특이하게 엉덩이를 흔들며 걷는 모습을 선보여서 섹시한 뒤태를 과시했다고 한다. 그런데 그녀는 생전에 심한 허리디스크에 시달렸다. 먼로는 특유의 걸음걸이를 만들어 내기 위해서 자신의 한쪽 구두굽을 일부러 짧게 만들어서 골반을 실룩거리도록 했다. 양쪽 다리 길이를 다르게 걷다보니 척추와 골반에 무리가 생긴 건 당연한 일이다.

구부정하고 틀어진 자세가 지속되어 근육 간의 불균형이 발생하면 또 다른 척추 구조의 변형을 일으킨다. 예를 들어 목 자세가 나쁘면 척추 구조 변형으로 인해 허리 통증을 유발할 수 있고, 이러한 불균형이 좌우로 심해지면 훗날 다리 통증을 일으킬 수 있다. 뼈와 관절을 지탱하는 우리 몸의 구조물들, 특히 근육 자체는 머리부터 발끝까지 유기적으로 연결되어 있다. 이

것을 체인 리액션(연결고리)이라고 부르는데, 신체의 일부분에서 불균형이 발생하면 유기적으로 다른 곳에도 불균형이 연결된다.

신체 불균형을 무시한 채 무작정 걷게 되면 건강을 위해 시작한 운동이 절대 득이 될 수 없다. 약이 되는 걷기는 걷는 방법이나 자세도 중요하지만 내 몸의 균형을 살피고 나에게 맞는 걷기 방법을 찾아낼 때 비로소 완성된다.

뒷모습이 비대칭한 사람들

때로는 뒷모습이 미처 몰랐던 자신의 상태를 말해주기도 한다. 오종우(가명, 55세) 씨는 오래전부터 불안정한 걸음걸이를 지적받아왔다. 주변에서는 그의 걸음걸이가 기우뚱거린다고 해서 '오리 궁둥이'라고 부르지만 정작 오종우 씨는 잘 느끼지 못한다. 오히려 그의 걱정은 따로 있다. 허리 아래로 느껴지는 통증이다. 시간이 날 때마다 걷는 것도 통증 때문이다.

"걸을 때 엉덩이하고 종아리가 아파요. 병원에서 물리치료

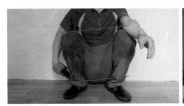 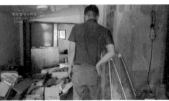

몸이 오른쪽으로
기울어진
오종우 씨

정도 받는데 엑스레이를 찍어도 이상 없다고만 해요. 이상은 없는데 몸이 불편하니까 그냥저냥 참고 사는 거죠."

오종우 씨는 20년 경력의 도배 기술자다. 천장을 도배할 때는 목과 어깨를 있는 힘껏 꺾은 채 오른 팔을 움직이고, 바닥 작업을 할 땐 코가 땅에 닿을 듯이 허리를 숙이고 다리를 구부려야 한다. 일을 마치고 나서야 몰려오는 통증은 서 있을 때 더욱 힘들다. 그런데 오종우 씨의 걱정이 하나 더 늘었다. 언제부턴가 몸이 오른쪽으로 기울고 있는 것이다. 통증도 몸의 변화도 주로 오른쪽에 집중되는 상황인데 도무지 그 이유를 알 수가 없다.

"거울 앞에서 보니까 몸의 오른쪽이 내려갔더라고요. 왜 그런지 모르겠어요. 왼쪽보다 오른쪽이 내려갔어요. 거울을 보다가 깜짝 놀랐죠. 자세가 잘못됐나? 바닥이 틀어졌나? 별별 생각이 다 들었어요."

올해로 요양원을 운영한 지 5년째인 한선영(가명, 51세) 씨. 어르신들의 기운을 북돋우는 노래 시간에 박수로 흥을 더하지만 어느새 손은 허리로 향한다. 허리 왼쪽이 끊어질 듯 아프기 때문이다. 거동이 불편한 노인을 번쩍 안아 옮기곤 했는데 지

몸이 오른쪽으로
기울어진
한선영 씨

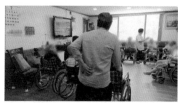
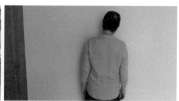

금은 제 몸 하나 추스르기도 힘겹다. 통증 때문인지 몸의 균형을 잡기가 어려워졌다.

"저는 똑바로 걷는다고 걷는데 남편이 자꾸 오른쪽으로 몸이 쏠린대요. 스포츠 마사지, 도수치료, 견인치료까지 모두 해봐도 안 돼요. 너무 아파요. 아까는 바닥에 앉았더니 못 일어나겠더라고요."

좋다는 건 다 해봤지만 효과는 없었다. 한 번씩 통증이 심해질 때면 요양원 위층에 있는 집에서 쉬며 통증이 가라앉기를 기다릴 뿐이다. 한선영 씨의 문제는 통증만이 아니다. 오른쪽으로 기울어진 뒷모습. 모든 증상은 1년 새 벌어진 일이다. 지난해 유방암 진단을 받고 종양이 있던 오른쪽 가슴을 모두 들어냈는데 그 후 증상이 나타났다. 수술 후 방사선치료와 항암치료까지 힘든 투병생활을 이겨냈는데 또 다른 시련이 찾아와 마음이 무너졌다. 이제 건강 관리만 하면 된다고 생각했던 한선영 씨에게 찾아온 허리 통증. 자신의 눈으로 볼 수 없는 몸 뒤편에서 벌어지는 변화가 두렵기만 하다.

문재현(가명, 67세) 씨는 빨리 걷거나 경사진 길을 오를 때 왼쪽 골반에만 힘이 빠지는 느낌이 든다. 병원을 찾아 검사를 해보면 뼈에는 아무런 이상이 없다고 한다.

외과적 질병은 없지만 이유를 알 수 없는 통증과 뒤태의 이상을 호소하는 세 사람. 검사를 통해 통증의 원인이 무엇인지 알아봤다.

신체 비대칭 검사 결과

검사 결과 세 사람 모두 신체 균형이 깨진 것으로 확인됐다. 신체 균형이 유지되는 상태란 정면에서 봤을 때 어깨선, 골반선, 무릎선의 높이가 어느 한쪽으로 기울지 않아야 한다. 측면에서 봤을 때는 귓구멍, 어깨, 고관절, 무릎 중심, 복숭아뼈가 일직선이어야 한다.

오종우 씨는 척추 중앙선이 비뚤어져있고 왼쪽과 오른쪽 등의 높낮이도 차이가 나는 것을 확인할 수 있다. 척추 촬영 사진(130쪽)에서 오른쪽이 높게(붉게) 나타나는 것 자체가 몸이 오른쪽 뒤로 틀어져있다는 걸 의미한다. 오른쪽으로 틀어진 몸은 골반과 걸음걸이에 영향을 미쳤다. 보행 촬영 사진(130쪽)에서 발바닥의 붉은 부분이 압력을 많이 받고 있다는 뜻이다. 왼쪽 발은 거의 지탱이 안 되고 있고 오른발의 뒷부분으로 체중이 많이 쏠려있는 것을 확인할 수 있다. 주요 몸의 뒷면 근육들

균형 잡힌 신체

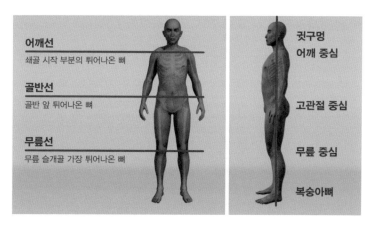

어깨선
쇄골 시작 부분의 튀어나온 뼈

골반선
골반 앞 튀어나온 뼈

무릎선
무릎 슬개골 가장 튀어나온 뼈

귓구멍
어깨 중심

고관절 중심

무릎 중심

복숭아뼈

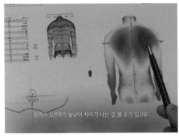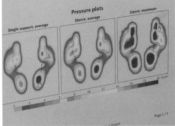

오종우 씨
검사 결과

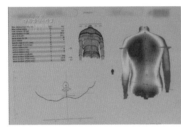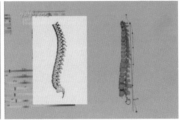

한선영 씨
검사 결과

이 약화되어 있다 보니 골반이 흔들리면서 보행도 흔들려 불안 정한 걸음이 될 수밖에 없는 상태다.

한선영 씨는 상체가 왼쪽으로 틀어졌고 15도 이상 비뚤어진 골반 때문에 하체는 오른쪽으로 틀어져있었다. 꽈배기처럼 몸 이 틀어진 상태로 몸의 뒤틀림이 통증을 유발했던 것이다. 또 한 측면에서 척추를 촬영한 사진에서 척추가 S자 곡선을 그려 야 하는데 일자로 툭 내려오는 것을 확인할 수 있다.

문재현 씨는 좌우 체중 차이로 인해 체중이 더 나가는 왼쪽 으로 통증이 발생했다. 또한 약해진 근육이 주변의 뼈를 잡아 주지 못해 앞뒤 불균형도 발생했다.

근육의 중요한 역할 중 하나는 뼈대를 지탱하는 것이다. 이 때 몸의 앞 근육과 뒤 근육의 균형이 중요한데 서로를 잡아당 기며 팽팽하게 일직선을 유지한다. 문제는 몸이 중력에 의해

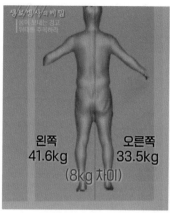

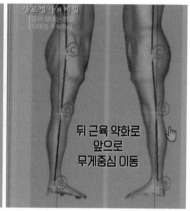

앞으로 무너지기 쉬운데다 일상에서 취하는 자세와 동작이 주로 몸의 앞면 근육을 사용한다는 것이다. 이 과정에서 가슴과 복근 등 몸 앞면 근육은 수축되는 반면 몸 뒷면 근육은 이완된다. 몸을 지탱하는 근육 상당수가 몸 뒤편에 자리잡고 있는데, 뒤 근육을 자주 사용하지 않거나 오랜 기간 운동을 하지 않으면 근육이 위축되고 서서히 약해진다. 이때 약해진 근육이 주변의 뼈를 잡아주지 못하면 균형을 잃게 되는데, 이는 곧 몸 전체의 변형으로 이어져 통증을 유발한다.

세 사람의 일상을 파괴했던 통증과 몸의 변화 원인은 뒤태와 뒤 근육에 있었다. 몸이 편한 자세를 유지했을 때 지속적으로 뒤 근육이 약화될 수밖에 없다. 앞 근육과 뒤 근육이 비대칭적인 상황은 나이가 들수록 점점 더 심해진다. 그러다 보면 신체 어느 일부분에 구조적 변형이 나타나게 되고 이는 결국 전신의 불균형으로 이어지게 된다.

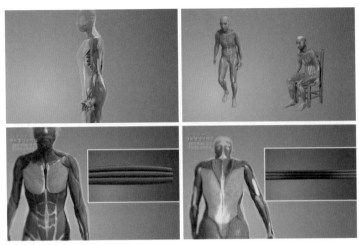

근육과 신체 비대칭 관계 : 몸의 앞 근육과 뒤 근육은 서로를 잡아당기며 팽팽하게 유지해야 한다. 그런데 일상 동작은 주로 앞 근육을 사용해 앞 근육이 수축되는 반면 뒤 근육은 이완된다. 뒤 근육이 약해져 뼈를 잡아주지 못하면 몸의 변형이 일어난다.

뒤태 건강

뒤태 건강은 옷, 허리띠, 어깨끈, 신발에서 이상이 한쪽으로만 나타날 때 의심해볼 수 있고, 앉아있을 때 심한 허리 통증과 이유 모를 편두통이 나타날 때도 의심할 수 있다. 그렇다면 뒤태 건강을 결정짓는 것은 과연 무엇일까?

서울대학교 컴퓨터공학부 이제희 교수팀은 사람의 보행을 컴퓨터 시뮬레이션으로 재현했다. 연구를 통해 근육과 뼈들이 각각 어떤 식으로 움직임을 만들어내는지 알 수 있는데, 바른 자세로 걸었을 때와 구부정한 자세로 걸었을 때 근육과 뼈의 움직임을 비교했다.

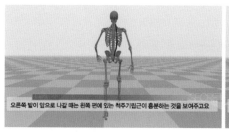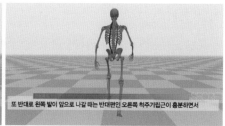

오른쪽 발이 앞으로 나갈 때는 왼쪽 편에 있는 척주기립근이 흥분하는 것을 보여주고요　　또 반대로 왼쪽 발이 앞으로 나갈 때는 반대편인 오른쪽 척주기립근이 흥분하면서

보행 시 척추기립근 움직임

　　보행에 가장 많이 관여하는 근육은 척추의 균형을 잡아주는 기립근이었다. 정상적으로 보행하면 오른쪽 발이 앞으로 나갈 때 왼쪽 척추기립근이 움직인다. 반대로 왼쪽 발이 앞으로 나갈 때 오른쪽 척추기립근이 움직이며 몸의 균형을 잡는다. 그런데 구부정한 자세로 걸으면 척추기립근은 균형을 잡는 제 역할을 못하게 되고 무게를 버티는 일을 하게 된다. 결국 척추에 악영향을 주는 것이다. 반대로 뒤편에 있는 척주기립근이 약화되면 어쩔 수 없이 몸이 앞으로 굽어지고 결과적으로는 보행 시 불편함이 생기거나 균형을 유지하는데 어려움을 겪을 수 있다.

　　신체 어느 한 곳의 문제가 다른 곳으로 이어지는 이유는 머리에서 발끝까지 전신이 연결돼 유기적으로 반응하고 움직이기 때문이다. 만약 잘못된 자세로 인해 골반이 뒤틀리면 골반을 잡아주던 골반의 좌우 근육의 배열에도 이상이 발생하게 된다. 이때 우리 몸은 스스로를 보호하고자 또 다른 불균형을 만들어내는데, 한쪽의 보폭을 짧게 걷거나 한쪽 발로만 무게를 지탱하는 식이다. 동시에 골반과 이어진 척추 근육의 배열도 달라지고, 척추 근육의 균형이 무너지면 목에서 보상작용이 일어난다.

통증도 마찬가지다. 여러 근육 중 어느 하나에 문제가 발생하면 통증 역시 온몸에 나타날 수 있다. 그러니 몸의 앞뒤, 좌우 근육의 균형을 유지해 바른 자세로 걷는 노력이 필요하다. 신체가 바로 서야 통증 없이 올바로 걸을 수 있다.

안정적으로 움직임이려면
척추를 바로잡아라

《활인심방(活人心方)》은 조선의 대학자 퇴계 이황이 명나라 의학서적인 '활인방'을 번역하고 본인의 의견을 덧붙여 만든 책이다. 일흔까지 장수했던 이황 선생은 이 책에 스트레칭, 안마, 지압을 반복해서 실시하는 보건 체조 동작을 직접 그림으로 남기고 평생 실천했다고 한다. 선생이 당시로서는 드물게 장수할 수 있었던 비결은 바로 허리를 쭉 펴고 바른 자세를 유지하는 생활에서 비롯된 것이 아닐까? 반면 잘못된 자세는 몸의 여러 곳에 흔적을 남기고 질병을 부른다.

척추 건강과 일자목 관계

이동아(가명, 41세) 씨는 화물 차량 운행을 관리하는 회사에서 혼자 사무실을 지키는 날이 많다. 무거운 물건을 옮기는 일도 홀로 감내해야 할 몫이다. 잠깐 숨 돌릴 여유가 없을 정도로 전화가 밀려든다. 한쪽 어깨에 수화기를 턱 걸치고 통화하는 자세가 퍽 익숙하다. 엉덩이가 의자 등받이에서 한 뼘이나 앞으로 나와 있고 허리와 목이 앞으로 쏠린 자세는 많이 불편해보인다.

아이 셋 엄마이기도 한 이동아 씨의 퇴근은 곧 집으로의 출근이다. 집에서도 그녀의 무릎과 허리는 펴질 새가 없다. 세 아이를 보살피다 보면 따로 운동할 시간도 병원에 갈 여유도 없다. 사무실에서나 집에서나 이동아 씨처럼 온종일 구부정한 자세로 앉아있으면 우리 몸은 어떤 영향을 받게 될까?

인체가 바로 서 있는 자세에서 받는 압력을 100퍼센트라고 가정할 때, 의자에 앉으면 150퍼센트, 선 채로 몸을 숙이면

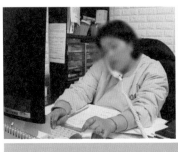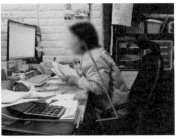

불편한 자세로
일하는 이동아 씨

자세에 따라 우리 몸이 받는 압력의 변화

출처 : Lippincott Williams & Wilkins (1999)

100% 150% 200% 250%

136

200퍼센트, 의자에 앉은 채로 몸을 숙이면 250퍼센트 압력을 받는다. 압력을 많이 받을수록 척추는 서서히 무너진다.

잘못된 자세는 근골격계질환을 부추기는 원인이기도 하다. 구부정한 자세, 한쪽 다리에만 힘을 싣는 짝다리 자세 모두 신체 균형을 깨뜨리는 자세다. 이동아 씨는 한눈에 봐도 왼쪽 어깨가 올라갔고 고개는 앞으로 기울어진 상태로 신체 균형이 깨진 것을 확인할 수 있다.

이동아 씨는 병원을 찾아 정밀 검진을 받아봤다. 검사 결과 일자목으로 판정되었다. 역시 잘못된 자세가 원인이었다. 이동아 씨의 견갑거근 경직도를 초음파로 확인해보니 왼쪽에 근육의 경직을 뜻하는 초록색이 더 많이 보였다. 견갑거근은 목과 어깨를 이어주며 어깨 높이와 균형을 잡아줘 경추전만의 유지를 돕는 근육이다. 견갑거근이 부드러워지면 경추전만 각도가

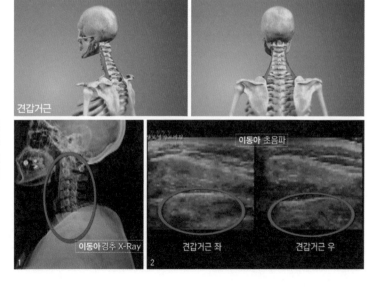

① 이동아 씨의
  일자목 사진
② 견갑거근 경직도
  검사 결과

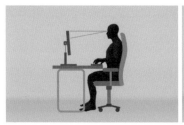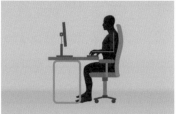

앉아서 일할 때
시선과 팔 각도의
바른 위치

조금 더 자연스럽게 유지될 수 있다. 그래서 일자목이 없어지고 부드러운 C자 커브를 만들 수 있다.

이처럼 성추는 몸의 중심을 잡는 중요한 역할을 하는데 이동아 씨처럼 온종일 구부정한 자세로 있으면 견갑거근의 긴장도를 높이고 일자목을 만든다. 이때 경추의 정렬 상태가 무너지면서 추간판 탈출증도 유발하게 된다.

이동아 씨는 통화할 때 무선 이어폰을 사용하고 바른 자세로 앉기를 처방 받았다. 앉아서 일할 때 바른 자세는 시선이 눈높이보다 조금 낮게, 팔꿈치의 안쪽 각도는 90도 이상 유지해서 목과 어깨에 부담을 주지 않아야 한다. 등은 펴고 엉덩이는 의자 깊숙이 앉아야 하므로 책상과 의자는 높이 조절이 가능한 것이 좋다.

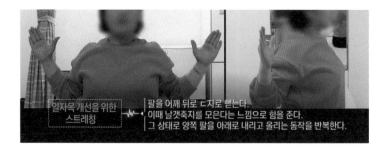

일자목 개선을 위한 스트레칭

팔을 어깨 뒤로 ㄷ자로 뻗는다.
이때 날갯죽지를 모은다는 느낌으로 힘을 준다.
그 상태로 양쪽 팔을 아래로 내리고 올리는 동작을 반복한다.

이동아 씨는 목의 C자 커브를 살리고 일자목을 예방하는 스트레칭을 처방 받았다. 몸의 근육은 긴장 상태나 나쁜 자세가 지속되면 수축한 상태로 굳어져 문제를 일으킨다. 스트레칭은 근육의 길이를 확장시켜 뭉친 근육을 풀어주고, 척추 근육을 강화하는데 효과적이다.

척추 건강과 하체 근육 관계

심규철(가명, 71세) 씨는 15년 전 전원생활을 시작했다. 그런데 칠순을 넘기면서부터는 허리가 뻣뻣해지는 느낌이 들었다. 이럴 때는 뜨끈한 바닥에 앉아 쉬는 것만큼 좋은 것이 없다며 소파를 두고도 좌식생활을 했다. 필요한 물품도 손을 뻗으면 닿는 자리에 가져다 놨다.

자세가 너무 편해서일까? 시간이 지날수록 앉은 자세는 점점 무너지고 허리와 목에 부담을 주는 각도에서 자세가 그대로 굳어졌다. 걷는 자세 역시 똑바르지 않고 한쪽으로 기울었다. 주변에서 먼저 알아보고 걱정해도 정작 심규철 씨는 본인의 자세에 무심하다. 36년간 공군 정비사로 일했던 그는 몸이 상하는 줄도 모르고 좁은 공간에서 불편한 자세로 일했기 때문에 자세가 흐트러진 건 아닐까하고 생각하고 있었다.

"최근에 사진을 찍고 나서야 내 어깨가 기울어졌다는 걸 알았죠. 며칠 전에는 친구들을 만났는데 친구들이 제가 다리를

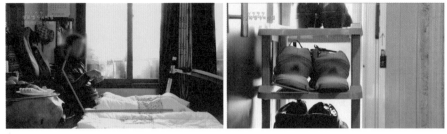

심규철 씨의 평소 잘못된 자세. 몸이 기울어져 신발 한쪽 밑창만 닳았다.

약간 저는 것 같다고 하더라고요."

심규철 씨의 신발을 살펴보니 유난히 한쪽 밑창만 닳아있었다. 신발 밑창이 닳는 모양은 평소 걷는 자세를 확인할 수 있는 또 다른 척도가 된다. 신발 밑창이 어느 한쪽만 마모되어 있다면 걷는 자세가 변형되었다는 신호다. 바른 자세로 걸으면 발뒤꿈치가 먼저 바닥에 닿고 그다음 발바닥 전체, 발가락 끝으로 이어져 밑창의 앞뒤가 골고루 닳는다. 심규철 씨처럼 바깥쪽 밑창만 닳는 것은 무게중심이 바깥쪽으로 향한 채 잘못 걷고 있음을 의미한다. 이런 걸음걸이는 무릎과 골반에 부담을

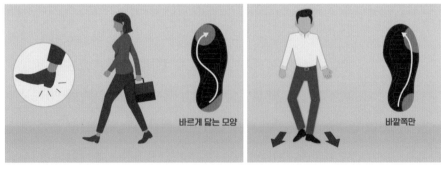

바른 자세로 걸으면 신발 밑창의 앞뒤가 골고루 닳는다. 반면 신발 밑창의 바깥쪽만 닳는 것은 무게중심이 바깥쪽으로 향한 채 잘못 걷고 있음을 의미한다.

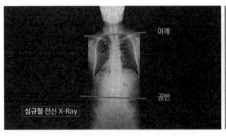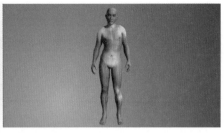

심규철 전신 X-Ray

어깨

골반

심규철 씨의 몸은 골반 틀어짐에 대한 보상작용으로 어깨가 반대쪽으로 기울었다.

줘서 중장년층 무릎 관절염의 원인이 된다.

심규철 씨는 병원을 찾아 정밀 검진을 받아봤다. 검사 결과 어깨와 골반이 제각각 다른 방향으로 비틀려있었다. 아주 오래 전부터 몸의 균형이 깨졌다는 증거다. 골반 틀어짐에 대한 보상작용으로 어깨는 반대쪽으로 기울었다. 그래야 중심을 잡을 수 있기 때문이다. 목이 기울어져있는 것 역시 골반이 기운 것에 대해 어느 정도 영향을 받은 것이다. 당장 목에 불편한 증상이 느껴지더라도 반드시 골반의 균형을 잡고 목을 치료해야만 재발할 확률을 줄일 수 있다.

심규철 씨처럼 골반이 틀어지는 이유는 무엇일까? 잘못된 자세에서 비롯되는 경우가 많지만 근육의 약화에서도 원인을 찾을 수 있다. 우리 몸의 엉덩이 근육은 척추기립근과 연결돼 있어 척추를 바로 세우고 골반과 대퇴근을 잡아 신체 균형을 유지하도록 돕는다.

엉덩이 근육은 가장 표면에 있는 대둔근, 대둔근 안쪽의 중둔근, 작은 근섬유로 이루어진 소둔근이 있다. 대둔근은 척추가 똑바로 서 있도록 자세를 유지하는 역할을 하기 때문에 대

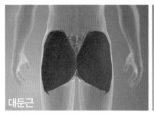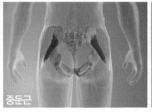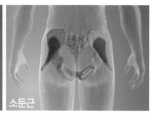

둔근이 약해지면 자세가 구부정해진다. 중둔근은 골반과 대퇴골을 연결해 골반을 안정화시키고 엉덩이 높이의 균형을 맞추는 역할을 한다. 중둔근이 약화되면 골반을 온전하게 잡아주지 못해 엉덩이의 높이가 불균형해지는 현상이 나타난다. 허리의 무게를 엉덩이 근육, 특히 중둔근이 떠받치지 못하게 되면 허리의 통증과 걸음걸이의 이상이 나타나게 된다.

중둔근 약화는 간단하게 검사해볼 수 있다. 한 발을 들었을 때, 양쪽 골반의 균형이 유지되면 중둔근이 제 기능을 하고 있는 상태다. 만약 지지하고 있는 다리의 골반이 반대쪽 다리의 골반 보다 높아질 경우, 중둔근 약화로 판명할 수 있다.

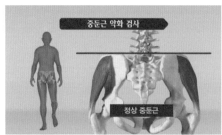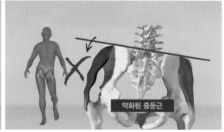

한 발을 들었을 때 골반 균형이 유지되지 않고 기운다면 중둔근이 약화됐을 가능성이 높다.

스마트폰과 목디스크 관계

트로트 가수 김서린(가명) 씨와 매니저인 배우자 김영우(가명) 씨는 쉬는 날 집에서 시간을 보낸다. 무릎과 허리에 부담을 주는 양반다리는 김서린 씨가 집에서 즐겨하는 자세다. 김서린 씨는 양반다리 자세로 스마트폰을 하다가 슬금슬금 눕거나 소파에 비스듬히 기댄 구부정한 자세로 시간을 보낸다.

"편두통이 굉장히 자주 와요. 머리부터 목 뒤쪽이 굳으면서 두통으로 인한 스트레스가 제일 먼저 느껴져요. 자세가 아무래도 구부정하니까 차를 오래 타고 내리면 어깨와 허리가 아파요. 허리가 유난히 아픈 시기가 있는데 그럴 때는 허벅지까지 한쪽으로 쫙 아프더라고요."

스마트폰을 오래 보면 특히 목에 부담을 주게 된다. 자신도 모르게 고개를 숙이기 때문이다. 매년 스마트폰 사용 시간이 늘어나면서 목디스크 환자와 일자목 환자가 꾸준히 증가하는 추세다. 목의 앞쪽에는 근육이 거의 없어 스마트폰을 보기 위해 목을 숙이면 하중의 영향으로 C자형 구조가 점점 일자로 변하게 되는데 고개를 숙이는 각도가 클수록 목에 가해지는 무게도 커진다. 45도 각도로 숙일 경우에는 22kg의 하중이 가해진다. 목으로 2ℓ 생수 11개를 동시에 받치고 있는 셈이다.

스마트폰 사용 시간이 유난히 긴 김서린 씨와 김영우 씨 부부는 건강에 적신호가 켜진지 오래다. 잘못된 자세로 생활한 부부의 몸에 어떤 문제가 발생했는지 알아보기 위해 정밀 검사

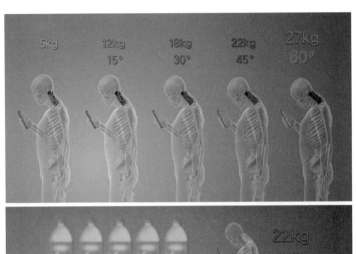

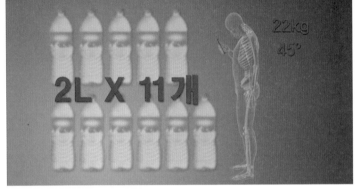

를 받았다.

검사 결과 김서린 씨는 골반의 양쪽 크기가 다르고 뒤틀려 있었다. 하루 4시간 이상 스마트폰을 사용하는 배우자 김영우 씨는 경추의 C자형 정렬이 사라진 일자목 상태로 이대로 방치 할 경우 목 관절 질환의 위험이 큰 상황이다. 부부는 목디스크 와 목 관절 질환을 예방하기 위해 스마트폰 사용 시간을 줄일 것을 권고 받았다. 김서린 씨가 자주 하는 양반다리, 다리 올리 기, 다리 꼬기는 골반과 허리 건강에 치명적이기 때문에 피해 야 할 자세다. 또한 무대 위에서 신는 굽이 5cm 이상인 높은 구두는 신체를 앞으로 기울어지게 만들어 골반과 무릎을 더욱 구부리고 척추기립근을 극도로 긴장하게 만들기 때문에 자제할 것을 권고 받았다.

가톨릭관동대 국제성모병원 재활의학과 김재형 교수는 근골격계 질병의 원인은 불안정한 자세에서 기인하는 경우가 많다며 바른 자세의 중요성을 강조했다.

"나이가 들면 근력과 균형기능이 떨어져 건강상 2차적인 문제들을 겪게 됩니다. 그런데 자세가 나쁘면 그런 증상들이 훨씬 더 빠르고 심각하게 올 수 있습니다. 젊을 때부터 바른 자세 습관을 갖거나 스스로 자세를 바르게 유지하려고 되새기는 것이 중요합니다."

몸의 근육은 척추 주변으로 부착되어서 안쪽으로부터 여러 겹으로 쌓여있고 균형을 이루었을 때 안정적인 움직임을 만들어 낸다. 근골격계에서 구조를 뒷받침해주는 중요한 근육들이 안쪽에 존재하기 때문에 겉으로는 보이지 않아서 중요성이 간과되는 경우가 많다. 특히나 척추를 중심으로 좌우 골격근의 힘뿐만 아니라 배열, 유연성, 기능이 올바른 균형을 이루고 있어야 몸이 안정적이고 완성된 움직임을 만들게 된다.

시니어 모델 성순규(가명, 76세) 씨는 워킹을 배운지 1년 만에 자신감과 활력을 되찾았다. 무심코 습관적으로 취하게 되는 나쁜 자세는 늘 경계하려고 노력한다. 길을 걷다 우연히 유리에 비친 자신의 구부정한 모습에 충격을 받고 워킹을 배우기 시작한 성순규 씨. 스마트폰을 볼 때는 화면을 눈높이에 맞추고 목과 허리를 바르게 세운다. 서 있을 때도 허리와 배에 힘을 주고, 몸의 균형을 유지하기 위해 백팩을 사용한다. 집에서도 바른 자세를 유지하기 위해 노력하고 다리를 꼬거나 비스듬히 앉는 대신 조금 불편해도 허리는 곧게 펴서 앉는다. 근육과 관절을 수시로 풀어주는 것도 이제는 습관이 됐다.

바른 자세는 습관에서 시작된다. 아무리 좋은 자세라도 하루 아침에 바꾸기는 어려운 법이다. 하지만 매일 노력한다면 달라진 모습을 발견할 수 있다. 반면 평소에 자세가 안 좋은 사람은 그 습관이 10년 20년 지속되기도 한다. 반복적으로 안 좋은 자세를 지속하면 결국 신체에 그대로 영향을 미치게 된다. 짧은 순간이지만 '이 정도는 괜찮겠지?'라는 생각을 버려야 한다. 바른 자세를 가지는 생활습관이 척추 건강, 나아가 전신의 건강에 중요하다는 것을 항상 기억해야 한다.

➕ 전문의 한마디 **바른 걷기를 위해 중둔근을 강화해야 한다**

엉덩이의 중둔근이 약화되면 보행할 때 엉덩이와 고관절을 꽉 잡아주는 힘이 떨어지게 된다. 엉덩이와 하체를 잡아주는 힘이 떨어지기 때문에 골반이 위로 들리게 되면서 신체 균형이 흐트러져 뒤뚱거리며 걷게 된다.

박현진 교수(한림대 강남성심병원 정형외과)

무릎 관절염(퇴행성관절염)은 평소에 관리하라

1974년 아프리카 에티오피아에서 인류의 조상으로 추정되는 318만 년 전의 여성 뼈가 발견됐다. 키 107cm, 몸무게 28kg인 이 화석은 '루시'라고 이름 붙여졌다. 연구 결과 루시는 직립 보행을 했던 것으로 밝혀졌다. 놀랍게도 루시의 뼈에는 관절염을 앓았던 흔적이 남아있었다.

직립 보행을 하면서 인간은 두 손이 자유로워졌고 도구를 사용할 수 있게 되었다. 문명의 발전으로 이어지는 혁명과도 같은 일이었다. 하지만 두 발로 선 인류는 관절의 퇴행이라는 숙명 또한 얻게 되었다. 척추와 두 다리가 중력의 하중을 고스란히 견뎌야 하기 때문이다. 시간이 지나면서 점차 관절의 기능이 손상돼 생기는 질병이 바로 퇴행성관절염이다. 똑바로 서서 걷는 한 관절염의 위험은 항상 존재한다. 그중에서도 몸의 체중이 가장 많이 실리는 무릎은 관절염의 위험을 피할 수 없다.

퇴행성관절염은 한국의 65세 인구 절반이 앓을 정도 흔한 질병이다. 쪼그려 앉거나 무릎을 구부리는 등 한국인에게 익숙한 좌식생활은 무릎 관절에 압박을 주는 자세로 퇴행성관절염의 주요 원인이다. 쪼그려 앉는 자세를 취하면 걸을 때에 비해 무릎에 가해지는 압력이 무려 7배나 증가하며, 무릎 앞쪽 퇴행성관절염이 급격히 진행될 수 있다. 그러므로 체중이 실리는 부위, 계단을 오를 때 맞닿는 관절 부위에 급격한 마모가 진행되지 않도록 주의해야 한다.

퇴행성관절염의 초기 신호를 잡아라

우리가 걸을 때 가장 활발하게 움직이는 곳이 바로 무릎 관절이다. 관절은 뼈와 뼈가 만나는 부위로 다양한 조직으로 이루어져 있다. 양쪽의 뼈를 연골이 에워싸고 있고 그 둘레를 관절주머니가 싸고 있다. 관절주머니 안쪽을 덮고 있는 얇은 활막에서 관절액이 분비돼 충격을 흡수하는 역할을 한다. 걸을 때마다 연골은

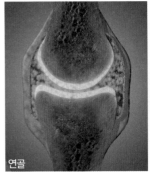
연골

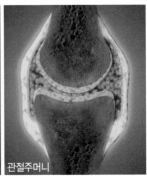
관절주머니

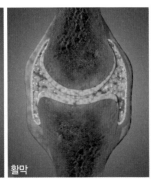
활막

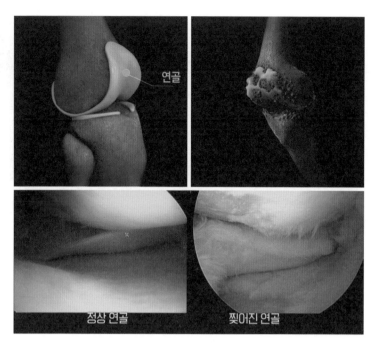

연골이 닳는 모습. 건강한 연골은 표면이 매끄럽고 손상된 연골은 보푸라기처럼 갈라져있다.

연골

정상 연골   찢어진 연골

충격을 흡수하고 체중을 분산하는 쿠션 역할을 한다. 하지만 무리하거나 많이 쓸수록 관절을 보호하고 있던 연골도 마모된다. 연골이 서서히 닳아 없어지면서 울퉁불퉁하게 변하고, 아예 사라지면 뼈와 뼈가 맞닿아 직접 부딪치거나, 떨어져나온 연골 파편이 관절을 자극해 염증이 발생하면서 극심한 통증을 느끼게 된다. 이를 골관절염, 흔히 우리가 알고 있는 퇴행성관절염이라고 한다.

퇴행성관절염이 진행되는 것을 막기 위해서는 무릎이 보내는 신호에 주목해야 한다. 쪼그려 앉기가 힘들고 앉았다 일어날 때 통증이 있는 경우, 무릎 안쪽이 아프거나 무릎에서 소리가 나는 경우, 걷고 난 후 통증이 지속되거나 계단을 오르내릴

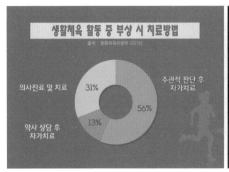
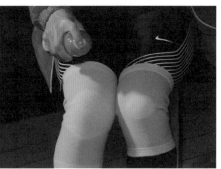

생활체육 활동 중 부상 시 치료방법

출처 : 문화체육관광부 (2016)

의사진료 및 치료 31%

주관적 판단 후
자가치료 56%

약사 상담 후
자가치료 13%

때 통증이 있는 경우라면 빨리 병원을 찾아서 치료받는 것이
중요하다.

퇴행성관절염이 꼭 노화로 인해 나타나는 질환이라고 생각
해서는 안 된다. 문화체육관광부의 조사에 따르면 생활체육 활
동 중 부상이 발생할 경우 절반 이상이 자가치료를 한다고 답
했다. 무릎 연골에 손상을 입을 정도로 과도한 운동을 하는 것
도 문제지만 통증을 감지했을 때 제대로 된 치료를 하지 않는
것은 큰 문제로 이어질 수 있다. 무릎 관절에 부상이 반복되다
보면 젊은 나이에도 얼마든지 퇴행성관절염이 올 수 있다.

관절의 연골은 몸에서 차지하는 무게나 부피로 치면 0.1퍼
센트도 채 되지 않는다. 그러나 0.1퍼센트의 연골이 삶의 질에
관여하는 비중은 매우 크다. 앉고, 서고, 걷고, 뛰는 평범한 일
상의 움직임이 괴로움과 고통의 움직임이 되지 않기 위해서는
관절이 보내는 초기 신호에 귀 기울이고 통증을 간과하지 말고
적극적으로 치료해야 한다.

무릎 관절염을 예방하는 운동

초기 퇴행성관절염은 어떻게 관리하는 것이 좋을까? 무릎에 불편을 느끼는 세 사람을 통해 알아보기로 했다. 갑자기 살이 쪄서 늘어난 몸무게 때문에 무릎이 아프다는 고영수(가명, 42세) 씨, 쪼그리고 앉을 때 무릎이 아프다는 전영미(가명, 62세) 씨, 노화로 무릎이 불편한 이부은(가명, 74세) 씨에게 무릎 기능과 통증 정도를 평가하는 검사를 실시했다. 검사 결과 세 사람 모두 초기 관절염 증상을 보였다.

초기 관절염 환자는 근력 운동과 스트레칭 동작을 꾸준히 하는 것이 좋다. 특히 60세가 넘은 전영미 씨와 이부은 씨는 근육을 이완시키는 스트레칭 동작이 효과적이다. 스트레칭은 한 번에 20초씩, 3회 반복하는 것이 좋다. 하체 근력을 강화하기 위한 스쿼트 동작도 무릎 통증을 줄이는데 효과적이다.

"무릎은 사람이 사는데 중요한 거잖아요. 내 스스로 걸어야 하니까요. 평소 무릎이 좀 아팠는데 스트레칭을 해보니까 몸이 가볍고 편안해요. 이 정도로 몇 주만 하면 몸이 거뜬하게 날아갈 것 같아요."

인제대 서울백병원 정형외과 하정구 교수는 병원에 방문하는 관절염 환자들에게 3가지 운동을 권한다고 한다. 첫 번째는 무릎 주변을 둘러싸고 있는 근육을 강화시키는 근력 운동이다. 두 번째는 유연성 운동인데, 흔히 말하는 스트레칭 운동이다. 세 번째는 지구력과 연관된 유산소 운동으로 걷기 운동이나 자

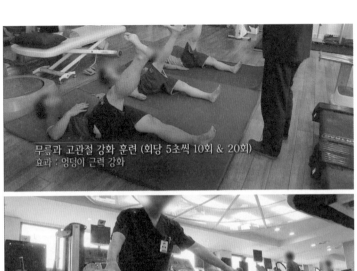

무릎과 고관절 강화 훈련 (회당 5초씩 10회 & 20회)
효과 : 엉덩이 근력 강화

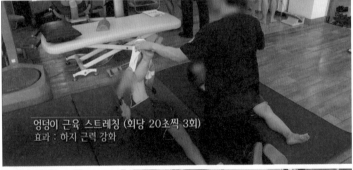

엉덩이와 고관절 스트레칭 (회당 20초씩 3회)
효과 : 무릎, 엉덩이 근력 강화

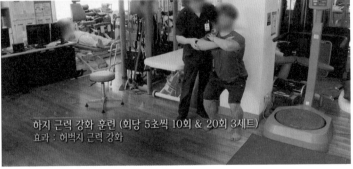

엉덩이 근육 스트레칭 (회당 20초씩 3회)
효과 : 하지 근력 강화

하지 근력 강화 훈련 (회당 5초씩 10회 & 20회 3세트)
효과 : 허벅지 근력 강화

전거 타기 등을 꼽을 수 있다. 초기 관절염 환자는 한 번에 많은 양의 운동을 무리하게 하지 않는 선에서 이렇게 3가지로 구성된 운동을 하는 것이 좋다. 걷기의 경우 등산이나 가파른 오르막부터 오르려 하지 말고 평지를 천천히 걷는 것부터 시작해서 조금씩 강도를 올리는 것이 도움이 된다.

하체 근육을 강화해야 무릎 통증이 줄어든다

평소 무릎 통증이 있는 사람은 걷기를 싫어하고 통증 때문에 움직이기를 두려워한다. 특히 무릎 관절이 안 좋은 사람은 계단 오르기를 하면 무릎 증상이 악화된다는 오해가 있다. 계단 오르기는 건강한 사람의 전유물이라고 생각하기 쉽지만 무릎이 약한 사람일수록 무리하지 않는 수준에서 계단을 오르면 무릎 건강에 도움이 된다.

몸에서 무릎은 체중 부하를 받는 부위로 근력이 상당히 중요하다. 무릎이 아프다고 해서 덜 걷거나 움직임을 줄이면 상체가 비만해지고 하체 근력은 약화되어 무릎 통증이 더욱 악화되는 악순환의 고리로 빠져들게 된다. 이러한 악순환을 끊어내기 위해 필요한 것이 바로 하체 근력 운동이다.

계단 오르기는 허벅지 앞쪽의 대퇴사두근과 뒤쪽에 위치한 슬굴곡근을 강화시킨다. 반복적으로 계단을 오르면 허벅지 근육 전체가 발달하게 되고 이는 무릎이 받는 하중을 분산시켜

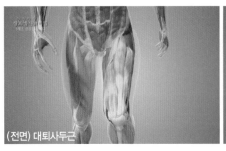 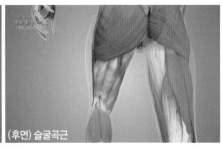

(전면) 대퇴사두근
(후면) 슬굴곡근

관절에 무리가 가지 않도록 도움을 준다.

계단 오르기가 관절염 환자의 무릎을 강화시키는 원리도 간단하다. 관절염 환자의 특징 중 하나는 많이 걷지 않는 것이다. 그로 인해 무릎을 감싸는 대퇴사두근이 약해져 관절에 염증이 생기고 증상이 나빠진다. 그런데 계단을 오르면 자연스럽게 허벅지와 종아리에 힘이 들어가면서 대퇴사두근이 강해져 무릎의 슬개골을 단단히 잡아주게 된다.

가톨릭관동대 국제성모병원 정형외과 채동식 교수는 무릎의 안정성과 균형감각을 키우기 위해 추천하는 운동으로 계단 오르기를 꼽는다.

"계단을 오르면 하체의 근력은 물론 균형감각을 높일 수 있기 때문에 무릎 관절 건강에 그 어떤 운동보다 이롭습니다. 특히 몸의 중심이 불안정한 노년층이 하체 근력을 단련하기에 도움이 됩니다."

무릎 관절 질환은
반드시 전문 치료를 받아라

아메리카 대륙을 발견한 탐험가 콜럼버스. 젊어서는 세계 곳곳을 누비던 그였지만 말년에는 사정이 달랐다. 55세의 나이에 생을 마감한 그는 극심한 관절염에 시달렸다고 한다. 장기간 탐사를 다니느라 좁은 선박에서 생활했기 때문에 무릎 관절이 혹사된 것으로 추정된다. 당시만 해도 관절염은 고통을 참는 것 외엔 달리 치료 방법이 없는 고질병이었을 것이다.

반면 아르헨티나의 축구 영웅 마라도나의 경우는 사뭇 달라 보인다. 한 뉴스에서는 마라도나의 무릎 연골이 닳아 없어져 인공관절 수술이 필요하다는 소식을 전했다. 선수 시절 활동량이 많았던 그의 무릎은 나이에 비해 빨리 망가졌지만 다행히 치료는 가능했다. 이처럼 의학기술이 발전하면서 퇴행성관절염의 치료 방법도 다양해졌다.

뼈 스캔 검사와 약물치료

관절 건강을 지키는 방법은 적절한 치료와 관리다. 김영헌(가명, 71세) 씨는 2년 전 초기 퇴행성관절염 진단을 받고 현재 약물치료를 받고 있다. 지난 2년 사이 무릎 관절염의 진행 정도를 확인하기 위해 핵의학 영상 검사인 뼈 스캔 검사를 받았다. 뼈의 생리학적 변화와 해부학적 구조를 보고 관절 질환의 중증도를 확인하는 검사다. 현재 김영헌 씨는 정확한 검사를 통해 적절한 약물치료와 운동으로 퇴행성관절염을 관리하고 있다.

우리가 일반적으로 하는 엑스레이 검사는 관절염을 진단하기에 정확도가 30~40퍼센트로 조금 떨어진다. 그러나 뼈 스캔 검사는 90퍼센트 이상 진단의 정확도를 가지고 있다. 다만 불편한 점은 엑스레이 검사에 비해 검사 시간이 오래 걸린다는 점이다. 주사를 맞고 4시간 후에 사진을 찍어야 하기 때문이다. 또한 핵의학 촬영이기 때문에 방사선에 노출되는 위험성도 감수해야 하는 단점이 있다.

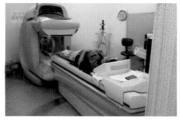
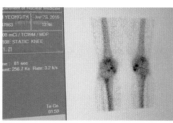

뼈 스캔 검사: 일반 엑스레이보다 진단이 정확하다. 촬영 사진에서 까맣게 보이는 부분이 관절염이 진행된 부위다.

인공관절 전치환술

김은혜(가명, 56세)씨는 한때 무릎 통증으로 일은 물론이고 일상생활조차 힘들었다. 다이어트를 위한 무리한 운동이 원인이었다.

"관악산에 올라갈 때는 정상 속도로 올라가고 내려갈 때 1시간이 걸리는 거리를 20분 만에 뛰어내려왔어요. 뛰는 게 무릎 관절에 제일 위험하다고 하더라고요. 빨리 하산하려고 뛰었던 건데 무릎을 빨리 망가지게 했어요."

김은혜 씨는 무릎 안쪽 연골이 완전히 닳아 2012년 양쪽 무릎에 인공관절 수술을 받았다. 당시 52세로 인공관절을 넣기에 젊은 나이였지만 일을 계속하기 위해 수술을 택했다.

연골 손상이 심한 경우 인공관절 전치환술을 시행한다. 손상된 연골판과 자라난 뼈들을 정리한 후 인공관절 모양에 맞게 뼈의 일부를 잘라낸다. 기울어진 골 간격을 조절한 뒤 금속 재질의 인공관절을 삽입하는데 이때, 삽입한 인공관절이 서로 부딪히지 않도록 그 사이에 플라스틱 재질의 인공연골을 끼운다. 수술이 끝나면 무릎은 이제 통증 없이 다시 제 기능을 하게 된다.

김은혜 씨는 수술 후 꾸준한 체중 관리와 근력 운동으로 통증과 이질감 없이 인공관절을 잘 쓰고 있다. 인공관절 수술 후에는 정기적인 검사로 인공관절의 상태를 점검해야 한다. 인공관절의 평균 수명은 대략 10년 이상으로 보지만 경우에 따라 관리만 잘 하면 15년 이상, 20년까지도 사용한다는 보고가 상

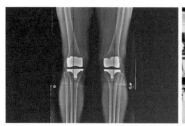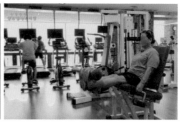

김은혜 씨의 인공관절 수술 모습. 꾸준한 근력 운동으로 이질감 없이 인공관절을 쓰고 있다.

당히 많다. 수술하는 것도 중요하지만 사후 관리가 중요한 이유다. 수술 후에는 근력 운동을 충분히 해서 무릎 관절에 생길 수 있는 불안정성을 막아준다면 오랜 시간 잘 사용할 수 있다.

김은혜 씨는 수술 전에는 산에 많이 다녔지만 수술 후에는 무리한 산행은 피하고 일주일에 한두 번 정도 둘레길을 1~2시간 걷는다. 오랜 시간 무릎 통증으로 고생하다 보니 원하는 곳을 마음껏 다니는 것이 얼마나 큰 기쁨인지 알게 됐다.

한국인의 좌식생활은 무릎 인공관절 수술 후에 악영향을 미친다. 무릎 인공관절 수술에 사용되는 인공 삽입물은 무릎이 최대 130도로 굴곡되도록 고안되었는데, 양반다리와 쪼그리고 앉기 같은 좌식 자세는 165도까지 무릎을 굽히기 때문이다. 인공관절 수술을 받았다면 습관적으로 해오던 좌식 자세를 피해야 한다.

최근에는 내비게이션을 이용한 인공관절 수술이 이루어지고 있다. 내비게이션 수술은 컴퓨터를 기반으로 하는 수술로, 환자의 해부학적 정보를 컴퓨터에 입력해 컴퓨터의 계산에 따라 뼈를 절제하고, 인공관절을 계획한 위치에 삽입할 수 있어 다리 정렬이 정확히 배열된다. 또한 인대 균형을 정확히 맞추

내비게이션 인공관절 수술 : 컴퓨터 계산에 따라 뼈를 절제하고 인공 관절을 삽입해 다리 정렬이 정확하게 이루어진다.

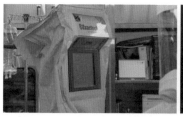
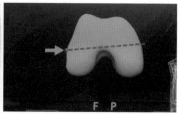

어 구부리고 펴는 굴곡과 신전의 간격을 대칭적으로 균형있게 만들 수 있어 자연스러운 무릎 운동이 가능하다.

인공관절 부분치환술(부분관절성형술)

퇴행성관절염 치료는 연골 손상 정도에 따라 달라진다. 이희연(가명, 61세) 씨는 퇴행성관절염으로 걸음걸이가 예전 같지 않다. 통증 또한 심하다.

"무릎에 쇠 부딪히는 소리 있잖아요. 걸을 때 뼈하고 뼈가 부딪히니까 마트에 가면 30m도 못 가서 무릎이 너무 아파서 가만히 서 있어요. 진땀이 날 정도로 아팠어요."

지금도 왼쪽 무릎이 부어있는 상태다. 관절 주변에 통증이 있고, 붓고, 열이 나는 건 퇴행성관절염의 특징적인 증상이다. 이희연 씨는 업무상 무거운 짐을 들고 계단을 오르내리는 일이 잦았다. 무엇보다 쪼그리고 앉아 장시간 일한 것이 큰 문제였다. 4년 가까이 쪼그리고 앉은 자세로 일하다 보니 무릎 통증이 점점 심해졌다.

"처음에는 무릎에 물이 차서 약물치료와 물리치료를 받았어요. 그렇게 보름 정도 약을 먹으면 증상이 몇 달 괜찮아져요. 이렇게 3년간을 반복해서 보냈어요."

초기엔 약물치료로 증상이 호전될 수 있지만 연골 손상이 심한 경우엔 효과가 약하다. 관절은 한 번 손상되면 재생이 어렵다. 퇴행성관절염 말기에 이른 이희연 씨는 결국 인공관절 수술을 받기로 했다. 무릎 관절의 연골이 바깥쪽은 건강한데 내측 부분은 마모되어 있고 반월연골판도 내측 부분이 파열돼 있는 상태였다.

이희연 씨가 받은 수술은 무릎 관절 중 손상된 부위만 인공관절로 바꾸는 부분치환술(부분관절성형술)이다. 부분치환술(부분관절성형술)은 최대한 환자의 인대와 무릎 구조물을 살리면서 관절염이 심한 조직만을 제거해 인공관절로 바꾸는 수술이다. 관절경으로 손상된 무릎 연골 부위를 확인한 후 인공관절의 모양에 맞게 손상된 부위의 뼈를 잘라내어 인공관절과 연골을 차례로 삽입하면 수술은 끝이 난다.

수술 한 달 후 이희연 씨는 재활 운동을 꾸준히 한 덕분에 회복이 빠른 편이었다. 무릎에 깍지를 끼고 다리를 잡아당기는 동

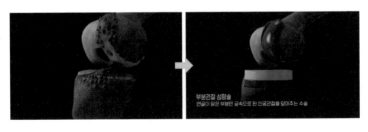

부분관절 성형술
연골이 닳은 부분만 금속으로 된 인공관절을 덮어주는 수술

부분치환술
(부분관절성형술) :
연골이 닳은
부분에만 금속
인공관절을
덮어주는 수술이다.

작을 오전에 20분 하고 오후에는 시간나는 대로 수시로 했다.

"나이가 들면 무릎이 시큰거릴 때가 있는데 무심코 지나가거든요. 3년간 치료를 미루다가 퇴행성관절염 말기가 돼서야 수술을 하니 병은 초기 치료가 중요하다는 걸 깨달았어요."

몇 년 전까지만 해도 무릎 조직을 통째로 바꾸는 인공관절 수술이 대부분이었다. 그런데 최근 손상된 관절만 인공관절로 대체하는 부분치환술(부분관절성형술)이 늘고 있다. 전치환술에 비해 부작용이 적고 회복 속도가 빠른 게 장점이다. 관절 운동 범위를 구부렸다 폈다 좀더 자연스럽게 할 수 있고, 근력을 회복하는데 훨씬 많은 도움이 된다. 재활이 빠른 덕분에 수술 후 일생생활이나 스포츠 활동에 복귀하는 기간이 상당히 짧아질 수 있다.

퇴행성관절염이 심한 경우 인공관절 수술이 최선의 치료가될 수 있지만 수술은 가장 마지막에 고려해야 할 부분이다. 즉, 퇴행성관절염 초기부터 제때 적절한 치료를 받는 것이 중요하다. '나이가 들어 무릎이 시린가보다' '운동을 많이 해서 무릎이 아픈가보다'라며 무심코 지나치지 말고 몸이 보내는 신호에 귀기울여야 한다.

이희연 씨는
한쪽만 파열된
반월연골판에
인공관절과
연골을 삽입했다.

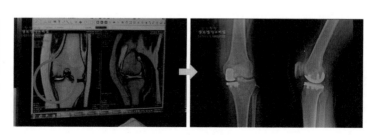

줄기세포투여술

이향기(가명, 60세) 씨는 지팡이 없이 걷기가 힘들다. 무릎이 아프면서 점점 휘어지기 시작한 다리는 어느새 O자가 되었고, 그때문에 제대로 걷는 것이 더 불편해졌다. 남들이 운동 중독이라고 할 정도로 매일 운동에 푹 빠져 살았기에 건강만큼은 누구보다 자신 있었다.

"예전에 등산을 가면 저는 제일 먼저 뛰어내려왔어요. 날아다녔을 만큼 튼튼해서 생전 무릎이 안 아플 줄 알았어요."

그토록 운동을 좋아했지만 이제는 공원을 걷는 것조차 벅차다. 제대로 움직이지 못하면서 우울증도 찾아왔다. 벌써 4년 째 자신을 괴롭히고 있는 무릎 통증을 없애기 위해 줄기세포투여술을 받기로 결심했다.

무릎 관절의 줄기세포투여술은 제대혈에서 추출한 줄기세포를 이식해 연골을 재생시키는 방법이다. 수술은 먼저 관절경을 통해 손상된 연골을 정리하는 작업이 이루어진다. 이후 무릎을 절개해 뼈에 구멍을 뚫고 제대혈 줄기세포를 주입한다. 줄기세포투여술은 비교적 젊은 나이에 관절염이 심한 환자에게 권해진다.

삼성서울병원 정형외과 하철원 교수는 "이향기 씨는 무릎 관절이 전체적으로 망가진 것이 아니라 안쪽 부위의 연골만 완전히 닳아서 통증이 심한 경우였습니다. 뼈를 감싸고 있어야 할 연골이 완전히 닳아 없어져 뼈가 훤히 들여다보일 정도였습니

줄기세포투여술 :
무릎을 절개한 후
뼈에 구멍을 뚫고
제대혈 줄기세포를
주입한다.

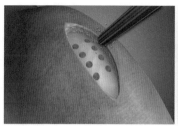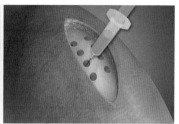

다. 환자의 나이가 젊은 편이라 인공관절을 끝까지 못 쓸 확률
이 높기 때문에 선택한 치료 방법입니다"라며 줄기세포투여술
을 선택한 이유를 설명했다. 하철원 교수팀이 지난 7년간 추적
관찰한 결과 줄기세포를 이용한 재생치료는 환자의 무릎 관절
염 개선에 큰 효과를 보였다.

수술 다음 날에는 다리를 움직일 수 있지만 땅에 발을 딛는
것은 금해야 한다. 재생된 조직이 망가질 수 있기 때문에 땅에
발을 딛는 것은 3개월간 제한한다. 통증은 1~2주 정도, 경우
에 따라 오래가는 사람도 있지만 대부분 1~2주 기간이면 회
복된다.

O자 다리 교정절골술

"계단을 오를 때와 내려갈 때, 무릎 관절에 마찰이 있을 때 시큰
시큰해서 다리를 힘 있게 쓰질 못해요."

조강(가명, 54세) 씨는 2년 전, 해외 근무 당시 무릎을 접질렸는데 제때 치료를 받지 못해 통증을 키웠다. 선천적으로 O자형 다리를 가진 그는 무릎 통증이 심해지면서 왼쪽 다리가 전보다 더 안쪽으로 휜 상태다. 이 경우 적극적으로 치료를 받지 않으면 향후에 인공관절 수술을 해야 할 확률이 매우 높아진다.

O자 다리는 걸을 때 무릎 안쪽에 체중이 실리면서 안쪽 연골이 빨리 닳아 무릎이 안쪽으로 더욱 휘어지면서 두 다리의 간격이 벌어지게 된다. 안쪽에 모든 체중이 부하되기 때문에 바깥쪽 관절은 상태가 괜찮음에도 사용하지 않고, 안쪽 관절은 상당히 아픈 상태임에도 열심히 일을 하게 된다. 그러나 선천적인 O자 다리가 아니더라도 퇴행성관절염 증상이 점차 심해지면 일반 다리도 안쪽으로 휘는 형태로 변형될 수 있다.

조강 씨는 안쪽 관절에만 실리는 힘이 바깥쪽 관절에도 나눠 실릴 수 있도록 휜 다리를 교정하는 절골술을 받았다. 절골술은 안쪽 연골이 손상된 비교적 젊은 환자에게 시행하는 수술이다. 정강이뼈 아래쪽을 절골해 다리 각도와 위치를 정렬한 후 빈 공간에 뼈를 채운다. 벌어진 부위를 금속판과 나사로 고정시키면 수술은 끝난다. 휘었던 다리가 정상 각도로 펴지면서

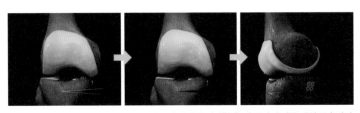

교정절골술 : 뼈 아래쪽을 절골해 다리 각도와 위치를 정렬한 후 빈 공간에 뼈를 채워 금속판과 나사로 고정시킨다.

안쪽 관절의 부담이 줄어들게 된다.

일반 남성 중 30퍼센트 이상이 O자 다리를 가지고 있다. 그러나 O자 다리라고 해서 모두 수술을 하는 것은 아니고, O자 다리면서 관절염이 있는 경우 수술을 진행한다. O자 다리의 경우 관절염이 빨리 진행될 수 있기 때문에 교정절골술을 해서 일자 다리나 약간 X자 다리가 되도록 교정하는 것이 좋다.

반월연골판 파열(비수술적 치료)

박명혜(가명, 63세) 씨는 한 달 전, 평소처럼 식당에서 무엇을 먹을지 벽에 걸린 메뉴판을 돌아보며 몸의 방향을 바꾸던 중 왼쪽 무릎이 삐끗하면서 순간 걸을 수 없는 통증을 느꼈다. 무릎의 반월연골판이 노화로 인해 약해져 일상적인 활동 중에 파열된 것이다.

무릎 관절 사이에 있는 반달 모양의 연골을 반월연골판이라고 하는데, 관절에서 손상이 많이 가는 부위다. 일반적인 상식으로 봤을 때 전혀 무릎에 손상이 가지 않을 만한 상황에서 파

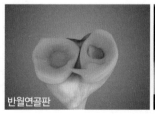
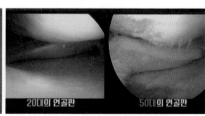

반월연골판   20대의 연골판   50대의 연골판

열되기도 한다. 병원을 찾는 환자들 중 신호가 바뀌어 횡단보도를 건너다가 갑자기 파열되는 경우도 있고, 뒤에서 누군가 불러서 돌아보다가 파열되는 경우도 있다.

반월연골판 파열은 노화가 진행되며 흔히 발생하는데, 50세 이상에서는 1/3 이상 증상이 나타난다. 연령에 따라 연골판의 모습 또한 많이 다르다. 20대의 매끈한 연골판에 비해 50대의 연골판은 전체적으로 손상된 모습인 경우가 많다.

퇴행성 변화 없이 건강한 연골판은 조직 자체가 탱탱하고 탄력이 있다. 찢어진 부분이 생각보다 많지 않을 경우 파열 부분을 제거한 후 봉합하면 수월하게 잘 붙는다. 또한 연골판이 상당히 많은 부분 남아있기 때문에 기능을 하는데 문제되지 않는다. 그러나 연골판이 퇴행 과정을 거치는 중에 파열되면 탄력이 떨어지고 혈행도 좋지 않아 봉합을 해도 잘 붙지 않는다.

박명혜 씨는 2~3개월가량 약물치료와 근력 운동을 병행하기로 했다. 한 연구 결과에 따르면 중년 이후 흔히 나타나는 반월연골판 파열은 수술보다 비수술적 치료를 택하는 것이 무릎

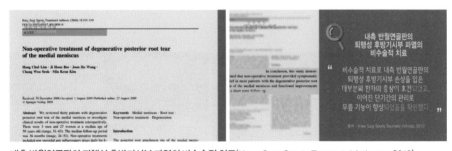

내측 반월연골판의 퇴행성 후방기시부 파열의 비수술적 치료(Knee Surg Sports Traumatol Arthrosc, 2010)

기능을 회복하는데 더 효과적인 것으로 나타났다. 대부분의 환자 증상이 호전되었고 단기간의 관리로 무릎 기능이 향상되었다는 것이다.

고려대 안암병원 정형외과 장기모 교수는 중년 이후의 반월연골판 파열은 급하게 발생한 손상이 아니고 이미 많이 진행된 상태에서 증상으로 발현되는 경우가 많다고 말한다. 그렇기 때문에 비수술적 치료도 고려해볼 수 있다고 조언한다.

"약으로 주변에 동반되어 있는 염증과 통증을 가라앉히고 2~3개월 정도 지나 증상이 좋아진 분들은 운동을 병행하게 됩니다. 그때부터는 하체와 복부의 근력 강화를 통해서 충분히 수술 없이도 지내볼 수 있습니다."

반월연골판 파열(수술적 치료)

중년의 반월연골판 파열은 대부분 일상생활에서 일어나는데 반해 젊은 사람의 경우 운동을 하다가 외부의 강한 충격으로 손상을 입는다. 국가대표를 꿈꾸는 태권소년 권혁진(가명, 15세) 군은 얼마 전 반월연골판이 파열됐다.

"태권도 겨루기를 하다가 발차기를 하고 착지하던 중 뚝 소리가 나면서 무릎이 안 펴졌어요."

권혁진 군의 경우 강한 점프 후 찢어진 연골판이 이동하며 뼈 사이에 끼었다. 그래서 무릎을 움직이는 것조차 힘든 상태

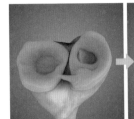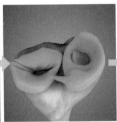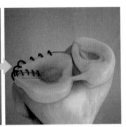

찢어진 연골판을
제자리로 돌린 후
찢어진 부분을
봉합한다.

였다. 이 경우 연골판을 제자리로 돌리고 찢어진 부분을 봉합
하면 된다.

연골판 봉합은 관절경 수술로 이루어진다. 관절에 작은 구멍
을 내고 수술용 기구를 삽입해 카메라를 통해 살펴보며 진행하
는 수술이다. 뼈 사이에 낀 연골판을 제자리로 옮긴 다음 찢어
진 부분을 실로 꿰매는 작업이 진행된다. 수술용 실은 4개월 정
도 후에 녹아 없어진다.

수술을 담당한 의료진은 연골판이 빠지지 않고 재활이 잘 된
다면 추후 태권도를 복귀하는 것도 기대할 수 있다고 말한다.
반월연골판이 파열되더라도 봉합하는 수술 과정을 거치면 충
분한 재활을 통해 일상생활은 물론, 운동 같은 활동적인 움직
임도 얼마든지 가능하다.

백세까지 걷고 싶다면
체중을 조절하라

세계보건기구의 통계에 따르면 2014년에 태어난 한국 남성의 기대 수명은 78세로 세계 18위 수준이다. 반면에 한국 여성의 기대 수명은 85세로 일본, 싱가포르, 스페인에 이어서 세계 4위로 매우 높은 편이다. 여성의 경우 10년 사이에 4년이 늘 정도로 기대 수명이 계속 높아지고 있다. 이런 추세라면 평균 백세를 사는 시대도 그리 먼 얘기는 아니다.

전문가들은 백세 시대가 축복이 되기 위해서는 무엇보다 관절의 중요성을 강조한다. 특히 무릎, 고관절, 발목 등 하체 관절이 튼튼해야 건강을 위한 걷기가 가능하고 걷기를 생활화해야 질병도 잘 이겨낼 수 있다. 하지만 그에 앞서 관절에 무리가 되는 체중을 조절하는 것이 필요하다. 체중 1kg이 증가할수록 관절이 감당해야 하는 하중은 무려 4배가량 증가하기 때문이다. 체중 조절은 백세까지 건강하게 걷기 위해 반드시 필요하다.

체중이 증가하면 관절염 위험이 증가한다

"걸을 때 다리가 접질린 것처럼 무릎 뼈가 순간적으로 엄청 아플 때가 있어요."

장성은(가명, 39세) 씨는 네 아이의 엄마다. 요즘 15개월 된 쌍둥이를 돌보느라 쉴 틈이 없다. 육아와 더불어 그녀를 괴롭히는 건 좀처럼 빠지지 않는 체중. 임신 당시 100kg에 육박했는데 출산 후 1년이 넘었지만 여전히 살과의 전쟁을 치르고 있다. 체중이 불면서 일상생활 중 갑자기 극심한 무릎 통증이 느껴지는 등 이상 증세도 나타났다.

요양병원에서 일하는 배석희(가명, 58세) 씨도 최근 체중이 20kg 늘면서 무릎 통증이 찾아왔다. 무릎이 아파 계단을 내려가는 것도 쉽지가 않다. 한창 통증이 심할 때는 집안일은커녕 다리를 움직이지도 못할 정도였다. 배석희 씨가 일하는 요양병원에는 다른 사람의 도움 없이는 걷기 힘든 어르신들이 대부분이다. 그녀는 이곳에서 무릎의 중요성을 더욱 느끼고 있다.

갑작스런 체중 증가로 무릎 통증을 호소하는 장성은 씨와 배석희 씨. 검진을 통해 두 사람의 무릎 상태를 알아봤다. 배석희 씨는 퇴행성관절염 4단계 중 3단계로 나타났고, 장성은 씨는 이제 막 1단계로 들어서고 있었다.

체중이 증가해 발목 통증을 호소하는 경우도 있다. 김딜인(가명, 40세) 씨는 많이 걸으면 복사뼈 밑으로 통증이 생기고 아프고 발목이 쑤신다. 발목을 돌리면서 풀어줘도 조금 있으면 다시 쑤시고 증상이 나아지지 않았다.

발목에 어떤 문제가 있는 알아보기 위해 발목을 삼면에서 볼 수 있는 체중부하 CT 검사를 받았다. 검사 결과 김달인 씨는 발목 안쪽 연골이 많이 닳아 있었다. 젊은 나이에 퇴행성관절염이 생긴 이유는 무엇일까?

정형외과 이우천 전문의(前인제대학교 서울백병원)는 김달인 씨처럼 40대 초반의 나이에 심한 관절염이 생기는 건 참 드문 일이라고 말한다. 관절염이 생기는 원인은 대체로 하체의 축이 정상이 아니기 때문인데, 김달인 씨의 경우 과체중이 원인으로 지목됐다.

한 연구에 따르면 비만 환자는 체중이 정상인 사람보다 무릎 관절염에 걸릴 위험이 6.8배나 높았다. 체중이 많이 나가면 무릎이 견뎌야 하는 체중이 많기 때문에 관절염에 걸리기 쉬운 상태가 되는 것이다. 일반적으로 체중이 1kg 늘어날 때마다 무릎에 가해지는 하중은 4배가량 증가한다. 실제로 무릎 관절염과 체중이 밀접한 관계를 가지고 있다는 것은 여러 연구를 통해 밝혀졌다.

또 다른 연구에 따르면 10년 동안 체중이 5kg 이상 감소하

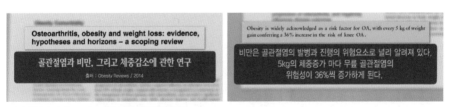

골관절염과 비만, 그리고 체중감소에 관한 연구(Obesity Review, 2014)

면 무릎 관절염의 발병률은 50퍼센트 감소하는 것으로 나타났다. 체중을 줄일수록 무릎 관절의 부담도 감소하는 것이다. 반면 체중이 5kg 증가할 때마다 무릎 관절염의 발병 위험은 무려 36퍼센트씩 증가하게 된다.

체중과 무릎 관절 하중도 실험

체중이 무릎에 부담을 준다는 것은 실험을 통해서도 확인할 수 있다. 〈생로병사의 비밀〉 제작팀은 상황을 네 가지로 분류해 무릎에 전달되는 하중도를 측정하고 관절 상태를 악화시키는 위험 요소를 확인해봤다. 운동화를 신었을 때, 하이힐을 신었을 때, 운동화를 신고 체중이 10kg 증가했을 때, 운동화를 신고 체중이 20kg 증가했을 때의 상황으로 실험을 진행했다.

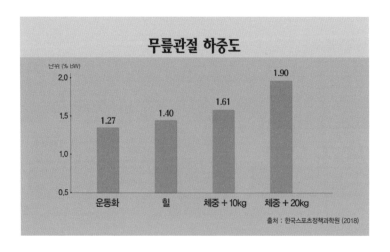

네 가지 상황에서 같은 거리를 걸었을 때 무릎에 전달되는 하중은 얼마나 다를까? 가장 큰 변수로 작용한 것은 역시 체중이었다. 하이힐을 신었을 때보다 운동화를 신고 체중이 늘어난 상태로 걸었을 때 무릎의 하중이 훨씬 더 높은 것으로 나타났다.

체중이 증가하는 것은 단순히 무릎에 하중이 더해지는 것에서 끝나지 않는다. 체중이 늘어나는 것은 지방이 근육을 대체한다는 얘기다. 근육이 약해지면 뼈와 뼈 사이의 힘이 연골에 가중되면서 관절이 지속적으로 약해질 수밖에 없다. 허벅지 근력이 약한 여성은 무릎 퇴행성관절염 발병률이 약 50퍼센트 높다는 연구 결과가 있다.

무릎 관절은 뼈, 허벅지 근육, 인대, 이렇게 세 가지에 의해 유지된다. 체중이 많이 나가면서 허벅지 근육까지 약하다면 관절에 무리가 가면서 손상이 지속적으로 발생하게 된다. 이러한 상태에서 걷기 운동을 통해 체지방을 줄이고 근육량을 늘리면 무릎 관절에 가해지는 하중을 줄이면서 관절을 잡아주는 힘을 키울 수 있게 된다.

+ 전문의 한마디   하중도가 적은 계단 오르기가 도움이 된다

비만인 경우 무릎 하중을 줄이려면 두 가지 방법이 있다. 살을 빼거나 하체 근력을 강화하는 것이다. 계단 오르기는 두 가지를 동시에 얻을 수 있는 운동이다. 단순히 살만 빠지는 것이 아니라 하체 힘이 강해지고 지면을 꾹꾹 눌러가면서 오르기 때문에 무릎 충격 또한 덜하다.

오범조 교수(보라매병원 가정의학과)

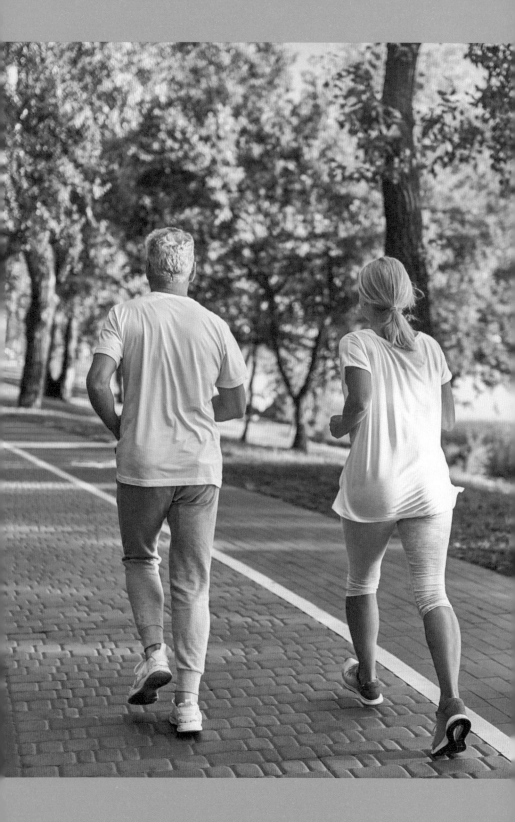

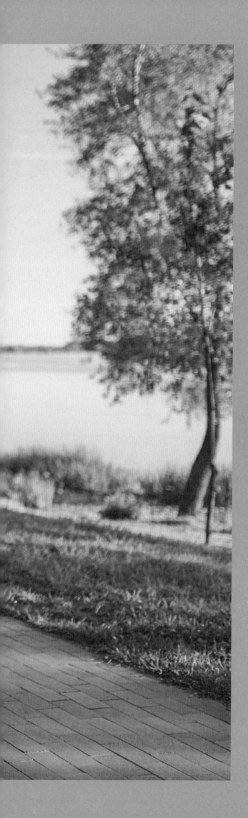

4

다양한
걷기 운동

상황별 걷기 방법과 효과

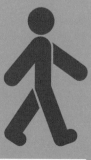

맨발 걷기
: 전신감각을 깨우는 걷기

송나라 때부터 천년 간 중국 미인의 기준이었던 전족. 프랑스의 루이 14세가 귀족들에게 유행시킨 하이힐. 성별도 시대도 다르지만 미(美)의 기준을 충족시키기 위해서 발의 고통을 감수하는 문화는 역사 속에서 되풀이 되어왔다. 현대 사회에 들어서고 신발은 다양한 모습으로 진화했지만 여전히 우리의 발은 자유롭지 못하다. 굽이 높은 하이힐, 남성용 키높이 구두, 통굽, 플랫슈즈 등 아름다움을 위해서 신발을 신는 사이에 발은 비틀리고 변형되고 있다.

그런데 몇 년 전, 신발을 신어야 하는 고정관념을 뒤엎은 일이 있었다. 2016년 칸 영화제에서 영화배우 줄리아 로버츠가 신발 없이 등장한 것이다. 하이힐과 구두를 신은 이들 사이에서 편안하게 맨발로 걷는 모습으로 화제가 되었다. 그녀뿐만이 아니다. 야외에서도 맨발로 뛰고 걷는 영화배우 스콧 이스트우드와 기네스 펠트로, 맨발로 공연장에 선 가수 이은미까지 신발을 벗어던진 이들의 모습이 자연스럽고 건강해보인다. 발에 자유를 주는 생활은 실제 우리의 몸과 마음에 어떤 변화를 가져올까?

몸의 회복력을 높이는 최적의 운동

이영진(가명, 56세) 씨는 10년 전부터 편의점을 갈 때도 운동을 할 때도 일상생활을 맨발로 한다. 산을 오를 때도 마찬가지다. 신발 없이 걸으면 아플 만한데 익숙한 발걸음이 예사롭지 않다. 이영진 씨가 유일하게 신발을 신는 곳은 32년 근무지인 경찰서뿐이다. 그가 맨발로 걷는 이유는 무엇일까?

이영진 씨는 40대까지만 해도 퇴근 후 동료들과 매일 술을 마셨다. 교대 근무로 인한 잦은 밤샘과 불규칙한 식사는 건강에 독이 됐다. 이후 서울에서의 형사생활을 접고 시골로 내려온 이영진 씨는 잃어버린 건강을 되찾기 위해 맨발 걷기를 시작했다.

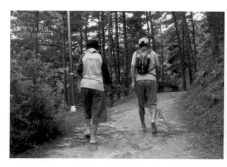
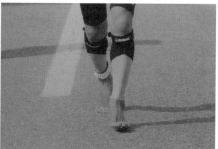

"병원에서 검진을 받았는데 당뇨, 고혈압, 고지혈증, 지방간으로 바로 입원하라는 말을 들을 정도로 상태가 나빴어요. 건강이 심각한 단계까지 갔었죠."

맨발 걷기를 시작한지 10년, 그에게 많은 것이 바뀌었다. 맨발로 마라톤에 참가할 정도로 체력이 좋아졌고, 600km가 넘는 울트라 마라톤까지 완주했다. 그동안 혈압과 당 수치는 정상으로 돌아와 당뇨약을 포함한 모든 약을 끊었다. 맨발 걷기로 몸을 회복하고 삶의 활력까지 되찾은 것이다. 그에게 맨발 걷기는 건강을 되찾은 특효약이었다.

신발을 신고 걸었을 때와 맨발로 걸었을 때 몸에는 각각 어떤 변화가 나타날까? 평소 맨발 걷기를 하고 있는 40대 남성을 대상으로 발이 받는 힘의 변화, 각도, 균형성을 점검하는 족압 검사를 실시했다. 걸음걸이와 보행 속도를 동일하게 측정한 결과 신발로 걸을 때와 맨발로 걸을 때 차이가 확연히 나타났다.

맨발로 걸을 때는 뼈와 근육이 톱니바퀴처럼 맞물려 움직였으며 발의 아치 부분까지 압력을 균일하게 받았다. 반면 신발을 신고 걸을 때는 발 전체가 하나로 움직이고 뒤꿈치 압력이 불안정했다. 우리의 발은 매우 정교하게 설계돼 있었다.

그렇다면 신발을 신고 달릴 때와 맨발로 달릴 때 운동 효과는 어떻게 달라질까? 러닝머신 위에서 동일하게 운동한 후 적외선 카메라를 통해 체온을 측정했다. 어깨, 복직근, 대퇴직근 등 다양한 부위를 관찰한 결과 맨발로 운동했을 때 체온이 평균 1도 가량 더 높았다.

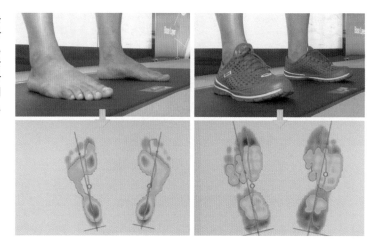

맨발로 걸을 때는 발 전체가 균일하 압력을 받는 반면, 신발 신고 걸을 때는 아치 부분과 뒤꿈치 압력이 불안정했다.

체온이 1도 정도 높아진다는 것은 맨발로 걸을 때 혈액순환이 좋아진다는 의미로 해석할 수 있다. 혈액순환이 좋아지면 그만큼 면역력이 강해지고, 그로 인해 손상된 세포를 좀더 빨리 복구하고 스트레스와 각종 질병에 저항할 수 있는 능력이 생긴다.

정형외과 서상교 전문의(前 서울아산병원)는 우리 몸에서 발은 제2의 심장이라고 표현하며 발 건강의 중요성을 강조한다.

"어떤 면에서는 발이 심장보다 더 중요할 수 있다고 생각합니다. 걸으면 심장에서 보낸 혈액이 제일 먼 곳에 있는 발까지 내려갔다가 다시 심장으로 올라오게 되는데, 맨발로 걸으면 발 자체의 관절과 근육의 기능이 원활해지고 몸의 혈액순환도 좋아집니다."

해외의 한 연구기관에서 매주 35km 이상 달리기를 즐기는 남성 15명을 대상으로 실험을 진행했다. 발의 압력을 측정하는 장치가 내장된 트랙을 달리게 한 결과 발바닥 근육 세 곳(긴 발가락굽힘근, 긴엄지굽힘근, 긴종아리근)에서 맨발과 신발이 받는 힘의 차이가 나타났다. 맨발로 달릴 때 받는 힘의 최곳값과 평균값이 공통적으로 높았는데 이는 맨발 달리기가 발 근육을 더 많이 사용해 강화시킨다는 것을 시사한다.

두 발은 52개(몸 전체 뼈의 1/4에 해당)의 뼈와 32개의 근육으로 움직이고 214개의 인대가 지탱하고 있다. 이렇게 발이 발달할 수 있었던 이유는 수십만 년간 인류가 사냥감을 쫓고 쫓기며 맨발로 울퉁불퉁한 산과 바위 위를 걷고 달렸기 때문이다. 하지만 자동차와 엘리베이터 등 이동수단이 발달하며 현대인의 걷기는 현저히 줄어들고 있다. 한국인의 평균 보행량은 성인의 경우 5800보, 자가용을 타는 성인은 3600보에 그치고 있다. 걷지 않아 약해지는 발의 건강을 지키기 위해서는 맨발 걷기가 최적의 운동법이 될 수 있다.

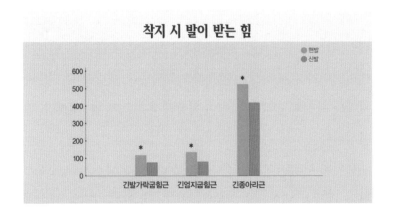

착지 시 발이 받는 힘

마음을 안정시키는 효과

대전광역시 계족산은 연간 100만 명의 시민이 찾는 곳이다. 이곳에는 맨발로 걷는 황톳길이 있다. 시민들은 14.5km의 황톳길을 걸으며 지압과 마사지 효과를 얻는다. 시민들에게 휴식과 건강을 제공하는 이 길은 한 개인의 우연한 계기로 만들어졌다.

"등산을 하는데 여자 두 분이 하이힐을 신고 왔더라구요. 그래서 제가 운동화를 벗어주고 맨발로 걸었어요. 4시간 정도 16km를 걸었는데 발은 아프지만 머리가 굉장히 맑더라고요. 집에 가니 몸이 후끈후끈하면서 잠을 푹 잤어요. 아하, 이 길에 흙을 깔아야겠다 생각해서 황톳길을 만들었습니다."

이 길을 찾는 사람들은 사연도 가지가지다. 어머니와 아들로 보이는 두 사람. 이들이 매일 황톳길을 찾는 이유는 어머니의 건강을 되찾기 위해서다. 몇 년 전 어머니에게 뇌경색, 뇌졸중, 고혈압, 당뇨병이 한번에 찾아왔다. 발병 직후엔 휠체어를 타고서야 간신히 거동했는데 아들과 함께 황톳길을 맨발로 걸으며 점차 회복이 되었다.

지금은 경사진 황톳길을 매일 1시간가량 맨발로 걷는다. 순

계족산 황톳길

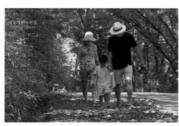
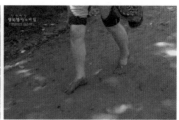

례하듯 어머니의 손을 잡고 함께 걸을 수 있다는 사실이 아들에겐 기적으로 다가온다. 아들은 어머니를 모시고 이렇게 맨발로 걷다 보면 병도 좋아질 것이고, 마음에 오래된 나쁜 기억과 상처까지도 회복될 거라는 믿음이 생겼다고 한다.

맨발 걷기는 우리 마음에 어떤 영향을 미칠까? 척추 안에는 뇌척수액이 흐르는데 걸을 때 후두골과 엉치뼈(천골)의 펌핑 운동으로 흐름이 활발해진다. 활발해진 뇌척수액은 뇌하수체를 자극하는데, 이때 세로토닌 같은 행복 호르몬이 분비돼 기분이 좋아지고 수면에 도움을 준다. 꼭 황톳길이 아니더라도 우리 주변에는 맨발로 걸을 수 있는 길이 많다. 학교 운동장이나 야산을 찾아 30분이라도 걸으면 몸도 마음도 정화되고 숙면을 취하는데 도움이 될 것이다.

흔히 맨발로 흙길을 걸으면 피부에 안 좋은 세균이 닿지 않을까 걱정이 앞선다. 전문가들은 피부가 건강하고 상처가 없다면 땅이 주는 세균의 감염에 대해 크게 걱정하지 않아도 된다고 말한다. 그 이유는 발이 하루종일 갇혀있는 신발이나 땀에 젖은 양말에서 발견되는 세균이 땅에서 나오는 세균보다 좋다고는 말할 수 없기 때문이다.

실제로 흙이 아이의 정서에 어떤 영향을 미치는지 흙 속에 있는 박테리아를 연구한 결과도 있다. 흙 속에 있는 박테리아를 실험쥐에게 주입하고 미로를 통과하는 모습을 관찰했는데 박테리아를 주입한 쥐는 그렇지 않은 쥐보다 미로를 2배 이상 빠르게 통과했고 불안 행동이 더 적었다. 이는 흙 속 미생물과

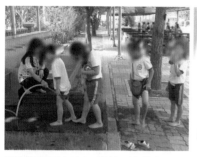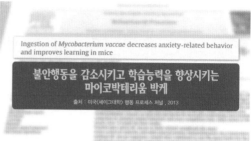

Ingestion of *Mycobacterium vaccae* decreases anxiety-related behavior and improves learning in mice

불안행동을 감소시키고 학습능력을 향상시키는 마이코박테리움 박케

출처 : 미국《세이그대학》행동 프로세스 저널 , 2013

불안 행동을 감소시키고 학습능력을 향상시키는 마이코박테리움 박케(미국 세이그대학 행동 프로세스 저널, 2013)

박테리아가 학습 수행능력과 불안 행동조절에 도움을 준다는 것을 뜻한다. 신발을 벗고 맨발로 걷는 것은 자라나는 아이의 신체 건강에도 긍정적인 영향을 미친다고 할 수 있다.

맨발 걷기와 신발 신고 걷기의 차이

이은길(가명, 54세) 씨는 인터넷 신문사를 운영한다. 취재, 사진 촬영, 기사 작성까지 혼자 하려니 업무량이 만만치 않다. 그래도 체력에는 자신이 있다. 작년부터 매일 맨발 걷기 운동을 하기 때문이다.

"작년까지만 해도 취재 현장에 다녀오면 허리가 아파서 바로 누웠어요. 한번 누우면 일어나기 힘들어서 몸을 옆으로 돌려서 일어났는데 맨발로 걷고 나서 이 증상이 하나도 없어요. 허리 통증도 모두 사라졌어요."

맨발 걷기로 건강이 회복된 이은길 씨는 친구들과 바닷가 모래사장에서 맨발 걷기를 하는 모임을 만들었다. 이들은 바닷가 끝에서 끝까지 3회 왕복하며 걷는다. 이은길 씨 친구들 역시 맨발로 꾸준히 걷기 운동을 하면서 대부분 건강이 개선되었다. 이은길 씨는 맨발 걷기는 지속적이지 않으면 절대 효과를 볼 수 없다고 말한다. 최소한 100일 내지 200일 정도 꾸준히 걸어야 효과를 하나 둘 느끼게 된다는 것이다.

한 연구기관에서 고령자를 대상으로 모래사장에서 맨발 걷기와 운동화 신고 걷기 실험을 실시했다. 두 그룹을 비교한 결과, 맨발 걷기를 실천한 그룹의 허리 통증 감소폭이 더 큰 것으로 나타났고 균형 및 보행능력 상승 폭도 상대적으로 더 큰 것으로 확인됐다.

맨발 걷기에 관심이 있는 것은 우리만이 아니다. 이미 미국에서는 발 건강에 관심 있는 사람들을 중심으로 맨발 바람이 불고 있다. 뉴욕의 한 실내 체육관에서는 3년 째 맨발 동호회를 운영 중이다. 30여 명의 인원이 참가하는 이 동호회는 맨발 운동으로 발 근육을 강화하고 균형감각을 길러 인기가 높다.

이들은 신발을 신고 운동할 경우 맨발로 운동하는 것보다 효

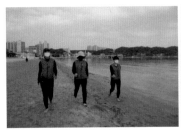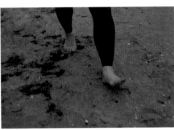

바닷가를 맨발로 걷는 이은길 씨와 친구들

과가 떨어지는 것은 당연한 결과라고 말한다. 이 동호회를 운영하는 맨발 운동 강사 오언 오켈리는 신발은 밑창이 두꺼워 구름 위를 걷는 것처럼 편하기 때문에 운동에 효과적이지 않다고 설명한다.

"맨발로 운동을 하는 이유는 바닥을 느끼기 위해서입니다. 손으로 무언가를 잡기 위해서는 손을 느껴야 하듯이 발도 같아요. 항상 신발을 신고 다니기 때문에 감각을 까먹는 것뿐이에요. 발에는 수많은 근육이 있기 때문에 신발을 벗어야 근육들을 사용하기 시작하고 움직임을 느낄 수 있습니다. 신발을 신었을 때는 불가능해요."

미국 버지니아 리버티대학교에서 생물학을 가르치는 다니엘 호웰 교수는 미국에서 유명한 맨발 마니아다. 10년째 일상생활을 맨발로 하고 있는 그는 맨발이야말로 인간에게 가장 자연스러운 상태라고 주장한다.

"신발의 핵심적인 문제는 발의 질병이 급성으로 생기는 것이 아니라 서서히 만성적으로 생기게 한다는 것입니다. 그래서 관절염, 뼈의 변형, 내향성 발톱 등 시간이 흐르면서 수년간 축적

뉴욕의
맨발 동호회

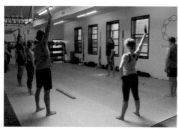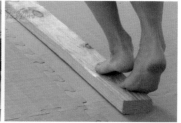

되는 문제들이 생깁니다."

호웰 교수는 맨발로 걷는 것과 신발을 신고 걷는 것의 차이를 연구한 결과를 소개했다. 연구에 참여한 일란성 쌍둥이의 경우 생김새는 비슷한데 발의 구조 면에서는 굉장히 달랐다. 쌍둥이 중 평소에 맨발이나 낮은 신발을 신고 걸었던 쪽은 발의 아치가 높았고, 반면 평소 하이힐을 자주 신은 쪽은 발의 아치가 낮았다.

발의 아치는 체중을 지지하는 중요한 역할을 한다. 발의 아치가 무너지면 후천성 평발이 되거나 발가락부터 발뒤꿈치까지 이어지는 족저근막에 염증이 생길 수 있다. 최근에는 아치의 균형을 잃어 족저근막염으로 병원을 찾는 이들이 크게 늘고 있다.

물론 맨발로 다니기엔 주변의 시선이 신경 쓰일 수밖에 없다. 하지만 여러 불편함을 감수하고도 호웰 교수가 맨발로 걷는 이유는 신발로 인해 한번 무너진 발 건강은 회복이 쉽지 않기 때문이다. 오랜 기간 신발을 신어서 조금씩 나타난 문제들은 그만큼 오랜 기간 치료와 교정이 필요하다.

달리기를 할 때도 맨발일 때 건강상 이점이 더 크다. 신발을 신고 달릴 때는 발뒤꿈치가 지면에 먼저 닿는 반면, 맨발로 달릴 때는 앞꿈치와 발가락이 지면에 먼저 닿는다. 이 차이는 우리 몸에 어떤 결과를 가져올까?

미국 하버드대학 연구팀은 평소 신발을 신고 걷는 그룹과 맨발로 걷는 그룹을 달리게 하고 착지 시 발의 충격을 측정했다.

실험 결과 신발을 신은 그룹이 맨발일 때보다 발의 충격이 3배 큰 것으로 나타났다. 맨발일 때는 착지 시 바닥에 발가락이 먼저 닿아 발가락과 발목의 유연함이 바닥과 충돌로 발생하는 몸무게 하중을 줄였기 때문이다.

야외에서의 맨발 운동은 오감을 깨어나게 한다. 맨발로 걸을 때 뾰족한 것들을 밟지 않도록 유심히 봐야하기 때문에 신체적으로 훨씬 더 깨어있게 된다. 그만큼 감각기관이 활발하게 움직이는 것이다. 맨발 걷기는 발뿐만 아니라 우리 몸 전체를 깨우는 걷기인 셈이다.

맨발 마니아들의 놀라운 건강 상태

이정희(가명, 61세) 씨는 생활용품 업체를 운영하고 있다. 물품 포장으로 바쁜 와중에도 틈틈이 맨발로 걷는 것을 잊지 않는 건 10여 년 전 찾아온 병 때문이다. 한때 사업가로 승승장구했지만 어느 날 스트레스로 목에 원인불명의 질병이 생겼다. 일상생활조차 힘들었던 이정희 씨가 건강한 모습을 찾은 건 3년간의 맨발 걷기 덕분이다.

김홍규(가명, 74세) 씨는 맨발 걷기를 하는 사람들 사이에서 여느 스타 못지않게 유명하다. 맨발의 청춘이란 별명까지 가진 그는 27년간 맨발로 전국을 누비고 히말라야까지 등반했다. 김홍규 씨가 맨발 마니아가 된 이유는 특별하지 않다. 매일 맨발로 걷기를 하면 몸이 가볍고 행복한 느낌을 받기 때문이다.

김영환(가명, 80세) 씨는 동네 인근 산을 오르기 전에 늘 신발을 벗는다. 7년 전부터 여유가 있을 때마다 맨발 산행을 즐겨왔다. 한때 전립선암이 생겨 건강에 이상이 왔지만 지금은 병이 흔적도 없이 사라졌다. 맨발로 걷기 시작한 후에는 병치레 한 번 없이 건강하게 활기찬 인생을 즐기고 있다.

맨발 걷기를 꾸준히 이어온 맨발 마니아 3인의 건강은 어떤 상태일까? 다각적인 분석을 위해 기초 신체 검사, 근력 검사, 보행속도 검사, 족압 검사를 다각도로 진행됐다.

검사 결과 세 사람 모두 팔 다리의 근육량이 남녀 노인 평균 수치보다 높게 나타났다. 특히 장애나 수술 후 회복 속도를 측정하는 보행속도가 전 연령 평균 수치보다 훨씬 높았다. 나이가 들수록 감소하는 남성 호르몬 수치 역시 정상 범위 내에서 높은 수준을 보였고 스트레스 호르몬 수치도 전반적으로 낮게 나타났다.

한국의 노인들은 평균적으로 네 가지 이상의 만성질환을 가지고 있는데 세 사람은 질환 없이 건강을 잘 유지하고 있는 것으로 보였다. 심지어 80세인 김영환 씨는 40대에 가까울 정도

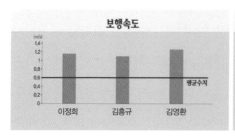

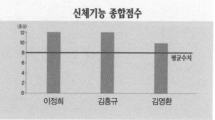

의 건강 상태를 유지하고 있었다.

보행 시 발의 힘, 각도, 충격량을 확인하는 족압 검사에서도 앞으로 50년은 충분히 사용할 수 있을 만큼 좋은 발 상태를 가지고 있는 것으로 나타났다. 특히 국제적인 노인 신체기능 검사에서 김흥규 씨와 이정희 씨는 최고점인 12점을, 김영환 씨는 10점을 받았다.

바쁜 일상에서도 틈나는 대로 자갈 매트 위를 맨발로 걷고, 27년째 맨발로 전국 산을 누비고, 수시로 가까운 산을 찾아 맨발 걷기를 실천하는 이들의 건강은 청춘도 부러워할 만큼 좋은 상태로 나타났다.

미국의 한 노인병 학회지에 노인을 대상으로 맨발로 자갈길과 일반길 걷기를 비교한 실험 자료가 게재됐다. 실험 결과 자갈길을 걸은 노인이 일반길을 걸은 노인보다 균형성 테스트에서 높은 점수를 받았고 혈압 수치가 더 낮게 나타냈다. 이는 맨발로 자갈길을 걷는 것이 노년층의 신체기능을 개선하고 혈압을 낮추는 효과가 있음을 말해준다.

신발을 신기 시작하면서부터 조금씩 퇴화하고 있는 우리의 발. 잘못된 신발 선택으로 인해 내 몸의 위험 신호가 켜지고 현대인의 발 건강이 무너지고 있다. 신발을 벗어 던지고 맨발로 걷기 시작한 이들은 비로소 몸과 마음의 회복이 시작되었다. 맨발로 걸으면 청춘도 부럽지 않다는 그들에게서 맨발이 미래 건강의 해답이 될 수 있다는 것을 확인할 수 있다.

보폭 10cm 넓혀 걷기
: 운동 효과를 두 배로 높이는 걷기

육지에서 가장 빠른 동물은 무엇일까? 사자와 타조가 보통 60~80km/h 속도를 낸다고 한다. 반면 치타는 100km/h 이상 놀라운 속도를 낼 수 있어서 육지에서 가장 빠른 동물로 인정받는다. 치타가 이렇게 빠른 것은 6~7m에 달하는 넓은 보폭 덕분인데, 보폭이 넓은 비결은 신체 조건이 뒷받침되기 때문이다. 마치 스프링처럼 유연한 척추, 몸의 중심을 잡아주는 꼬리 등 신체 구조의 장점이 넓은 보폭을 가능하게 만든 것이다.

사람도 마찬가지다. 걷기의 효과를 본 사람들은 대부분 보폭을 넓혀서 걷기 운동을 실천했다. 그런데 무리 없이 보폭을 넓혀 걷기 위해서는 치타처럼 지금보다 관절이 좀더 유연해야 하고 근육에 힘이 잘 붙는 신체의 구조적인 변화가 먼저 준비돼야 한다.

최근의 여러 연구 결과를 종합해보면, 걷기 운동은 몇 번 실천하고 중단하면 큰 효과를 얻기 어렵다고 한다. 반면 포기하지 않고 꾸준하게 걷는다면 어느 날 문득 젊은 시절의 활력이 돌아오는 것을 느낄 수 있다. 언제나 손쉽게 할 수 있고 부상 위험도 적으면서 효과를 극대화할 수 있는 걷기. 가슴을 쭉 펴고, 허리를 꼿꼿하게 세운 채 보폭 넓혀 걷기를 꾸준히 한다면 젊음과 건강을 지킬 수 있다.

신체와 뇌의 노화를 늦추는 효과

한길영(가명, 85세) 씨는 시간 나면 틈틈이 근력 운동을 한다. 그에게 근력 운동은 걷기를 더 잘하기 위한 기초 체력 운동이다. 매일 하루 7km 정도를 걷는 한길영 씨는 몇 년 전만 해도 전립선 비대증, 척추협착증, 대장암, 우울증으로 안 다녀본 병원이 없었다. 그러던 어느 날부터 잡념을 없애고 싶어 매일 2시간씩 걷기 시작했다. 평소처럼 보통 보폭으로 천천히 걸을 때 별다른 효과를 보지 못하자 2년 전부터는 보폭을 넓혀 걷기 시작했다. 보폭을 넓히기로 한 것은 단순한 깨달음 덕분이었다.

"젊은 사람들과 나란히 걸을 적에 나는 종종걸음으로 빨리 걷는데도 천천히 걷는 그 사람들을 따라갈 수 없었어요. 내 걸음에 문제가 있다는 생각을 하고 그때부터 보폭을 넓혀 걸었습니다."

처음엔 등산 스틱을 짚고 보폭 넓혀 걷는 연습을 했다. 균형을 잃고 넘어지는 것을 막기 위해서였다. 등산 스틱을 짚고 6개

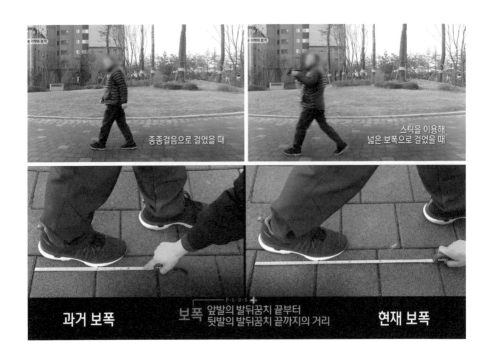

종종걸음으로 걸었을 때

스틱을 이용해
넓은 보폭으로 걸었을 때

과거 보폭

P·L·U·S+
보폭 앞발의 발뒤꿈치 끝부터
뒷발의 발뒤꿈치 끝까지의 거리

현재 보폭

월쯤 연습하자 스틱 없이도 보폭을 넓혀 걸을 수 있게 됐다. 이
제는 과거 보폭과 비교해 훨씬 넓은 보폭으로 걷는다.

무엇보다 보폭을 넓혀 걷자 척추와 무릎 관절 등 전체적으로
체력이 좋아졌다는 걸 느꼈다. 또 다른 큰 변화는 걷기 운동을
시작하기 전 우울증을 겪을 때와 비교해보면 집중력이 좋아진
것이다. 신용카드 번호를 어렵지 않게 외우고 고령자에게 어려
울 수 있는 스마트폰 부가기능도 불편함 없이 사용하고 있다.
한길영 씨는 보폭 10cm 넓혀 걷기를 하고부터 인지능력이 좋
아져서 동년배들과 비교해 본인이 훨씬 젊은 생활을 누리고 있
다고 자부한다.

그렇다면 보폭 10cm 넓혀 걷기는 한길영 씨의 신체기능과

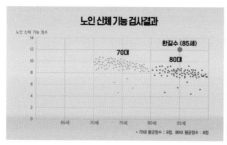

노인 신체 기능 검사결과

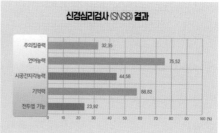

신경심리검사 (SNSB) 결과

뇌 건강에 어떠한 영향을 미쳤을까? 한길영 씨의 건강 상태를 알아보기 위해서 노인 신체기능 검사와 신경심리 검사를 실시했다.

검사 결과 한길영 씨는 80대 중반임에도 불구하고 노인 신체기능 검사 결과가 11점으로 나왔다. 이것은 같은 연령대의 사람들보다 균형감각과 근력이 월등히 좋다는 것을 의미한다. 현재 한길영 씨의 체력은 10년 이상 젊은 70대의 평균 체력을 훨씬 넘어서는 것으로 확인됐다.

신경심리 검사 결과는 더욱 놀라웠다. 과거 심한 우울증을 겪었음에도 불구하고 그에 따른 문제점이 전혀 나타나지 않았다. 오히려 계산능력, 시간과 공간에 대한 인지능력, 단기적인 기억능력, 장기적인 기억능력 측면에서 상당히 좋은 결과를 보여주었다.

그렇다면 보폭 10cm 넓혀 걷기는 뇌에 어떤 영향을 미치는 걸까? 최근 세계 학계에서 뇌 관련 연구에 활용하기 시작한 기능적 근적외선 분광기(fNIRS)를 이용해 20대와 70대 피실험자의 뇌 활성도를 측정해보았다.

먼저 20대 젊은 피실험자를 대상으로 보통 걸음으로 걸을 때와 보폭을 10cm 넓혀 걸을 때 전전두엽 활성도에 어떤 영향을 미치는지 확인해봤다. 검사에서는 뇌의 혈류 또는 뇌의 혈액량 변화를 관찰할 수 있다. 검사 결과는 색깔 변화로 판단할 수 있는데, 노란색에서 빨간색으로 변할수록 뇌가 점점 더 활성화된다는 의미다.

20대 피실험자의 경우 보통 걸음만으로도 이미 전전두엽 활성화가 최대로 관찰되어 보폭 차이가 주는 특별한 의미를 확인할 수 없었다.

이번에는 70대 피실험자를 대상으로 같은 실험을 실시했다. 보통 걸음으로 걸을 때와 보폭을 10cm 넓혀 걸을 때, 어떤 차이가 났을까? 70대 피실험자가 보통 걸음으로 걸을 때는 대부분이 노랗게 나타나고 일부분만 빨간색으로 변한 것을 확인할 수 있다. 반면 보폭을 10cm 넓혀 걸었을 때는 더 많은 영역이 빨간색으로 변했다. 보폭 10cm 넓혀 걷기를 했을 때 뇌가 더욱 활성화된 것이다. 뇌가 활성화가 된다는 것은 뇌 혈류가 증가하고 산소 포화도가 높아진다는 의미다. 이것은 뇌에 필요

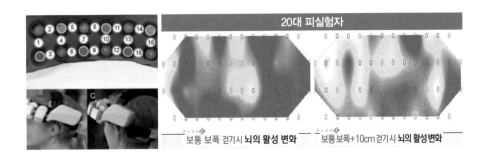

20대 피실험자

보통 보폭 걷기시 **뇌의 활성 변화**　　보통 보폭+10cm 걷기시 **뇌의 활성변화**

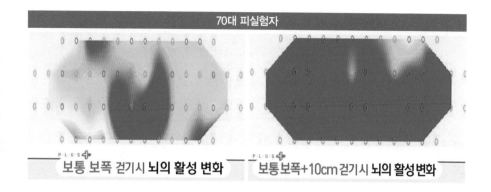

P·L·U·S⊕ 보통 보폭 걷기시 **뇌의 활성 변화**   P·L·U·S⊕ 보통보폭+10cm 걷기시 **뇌의 활성변화**

한 영양소들이 원활하게 전달되어 인지기능을 높이고 심리적
으로도 긍정적 효과를 갖게 한다.

실험 결과를 종합해보면, 걸을 때 보폭을 넓게 하는 것은 젊
은 20대보다 70대 고령일수록 뇌 활성화에 더욱 긍정적인 효
과를 미친다고 볼 수 있다.

인체는 신체활동을 하는 동안 근육을 사용한다. 이때 수많은
근육을 사용하기 위해서 뇌와 근육은 신경세포를 통해 다량의
정보(신경전달물질)를 주고받는다. 근육 사용이 증가하면 뇌 혈
류량이 많아지고, 활동 강도가 높아질수록 신경전달물질이 더
욱 활성화된다. 결과적으로 평소에 걷는 것보다 보폭을 10cm
넓혀 걸으면 뇌 신경세포 생성을 촉진해 학습력, 기억력, 언어
력을 포함한 전반적인 인지기능이 향상된다고 추정할 수 있다.
보폭 10cm 넓혀 걷기야말로 젊음과 건강, 두 가지 꿈을 모두
실현시킬 수 있는 운동인 셈이다.

보폭과 척추기립근의 안정성 관계

노시훈(가명, 61세) 씨는 정육 부산물 운송 일을 한다. 한 묶음에 70~80kg씩 하는 무거운 자루를 수거해 매일 30~40개씩 개인 화물차로 운송해야 한다. 그러다 보니 얼마 전까지만 해도 허리와 무릎이 많이 아팠다. 그런데 보폭 10cm 넓혀 걷기를 2개월 동안 하면서 통증이 많이 줄었다. 집 근처 공원에서 매일 1시간 반 정도 보폭을 10cm 넓혀서 7~8km 거리를 걷는다. 노시훈 씨는 현재 75cm 보폭으로 걷기 운동을 하고 있다.

"두 다리를 넓게 벌리다 보니까 처음에는 근육이 당기고 엄청 아팠어요. 그런데 3~4주 지나니까 다리 근육이 생기더라고요. 지금은 1시간 걷든 2시간 걷든 전혀 힘들지 않아요."

과거에는 걷기 운동을 해도 피로만 심해질 뿐 몸에 변화가 없었다. 그런데 새롭게 보폭 넓혀 걷기를 실천하면서 달라졌다. 예전에는 빠른 속도로 걸으려는 마음에 잰걸음으로 걸었는데 지금은 보폭을 10cm 넓혀서 걷다 보니 걷는 속도도 더 빨라지고 자연스럽게 하체에 근육도 생겼다. 운동 전에는 무거운 짐을 들 때면 허리에 부담이 가지 않을까 겁이 났지만 지금은 무거운 짐을 들더라도 허리 통증을 거의 느끼지 않는다. 무엇보다 축 처져 있는 모습에서 활력 넘치는 모습으로 변한 것을 가족들이 먼저 느끼고 있다.

보폭 넓혀 걷기를 한 노시훈 씨의 현재 건강 상태는 어떨까? 통증을 느꼈던 허리와 무릎의 정밀 검진을 실시했다. 평소 허리

쓰는 일을 많이 하기에 노시훈 씨의 척추와 무릎에는 나이에 따른 퇴행성 변화가 있었다. 우리 몸은 나이가 들면 노화로 인해 디스크 공간이 좁아지고, 연골이 닳고, 관절에 무리가 오는 등 퇴행성 변화가 나타난다. 또한 전신 근육이 감소하면서 척추 주변을 지탱하던 척추기립근도 줄어들게 된다. 그로 인해 척추가 불안정해져 신경 압박으로 허리 통증이 발생하기 쉽다. 그런데 노시훈 씨는 어째서 허리 통증이 갈수록 감소한 것일까?

노시훈 씨처럼 보폭을 10cm 넓혀 걸으면 지면을 딛는 힘의 반작용인 지면반발력이 커지면서 척추기립근이 발달하고 척추가 안정되는 효과가 발생한다. 동시에 골반과 척추를 굽어지게 만드는 장요근이 유연해져 골반과 척추를 바르게 세워 허리 통증이 줄어든다.

또한 노시훈 씨의 경우 지속적으로 걷기 운동을 하여 엉덩이 근육과 대퇴사두근이 강화되었는데, 이는 다리를 안정적으로 지탱해 무릎 관절의 불안정을 줄이고 무릎 통증을 완화하는 효과도 발생한 것으로 보인다.

이처럼 척추가 안정되고 상체가 바로 서면 허리 부담이 자연히 줄어든다. 그러나 보폭 넓혀 걷기가 아무리 척추 건강에 이롭더라도 갑자기 무리하면 안 된다. 작은 보폭에 익숙한 경우 보폭을 갑자기 넓히면 몸에 무리가 발생하고 걷기 자세가 흐트러지면 오히려 척추 건강을 해칠 수 있다. 그러니 성별, 나이, 개인의 운동 능력에 맞게 보폭을 차츰차츰 늘리며 꾸준히 걷는 것이 무엇보다 중요하다.

보폭은 얼마나 넓혀야 할까?

보폭이란 앞발 뒤꿈치부터 뒷발 뒤꿈치까지의 거리를 말한다. 사람마다 적정 보폭이 다르지만, 키에 따라 적정 보폭을 측정하는 계산법으로 적정 보폭을 알 수 있다. 키에 따른 적정 보폭은 [키×0.45, 키×0.37, 키-100]으로 총 3회 계산한 후 최솟값과 최댓값의 범위를 적정 보폭 범위로 정한다.

예를 들어 키 170cm인 경우 계산하면 [170×0.45=76.5, 170×0.37=62.9, 170-100=70]의 값을 얻을 수 있다. 이때 최솟값인 62.9cm에서 최댓값인 76.5cm 사이가 적정 보폭인 것이다. 자신의 보폭이 이미 최댓값에 가까우면 현재의 보폭을 목표 보폭으로 설정하고, 최솟값에 가까우면 10cm를 더해서 목표 보폭을 설정하면 된다.

그렇다면 적정 보폭의 최댓값을 넘어가는 보폭(20cm 이상)으로 걸으면 운동 효과는 어떻게 될까? 건강하고 젊은 피실험자를 대상으로 보통 걸음으로 걸었을 때, 보폭을 10cm 넓혔을 때, 보폭을 20cm 이상 과하게 넓혔을 때의 생리적인 변화와

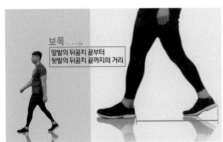

이동 속도를 살펴봤다.

실험 결과 보통 걸음보다 보폭 10cm 넓혀 걸었을 때 속도가 더 빨랐지만, 보폭을 20cm 이상 과하게 넓히면 오히려 속도가 줄었다. 보폭이 넓어질수록 운동 강도, 에너지 소모량, 심박수가 점점 증가하는 것으로 확인됐다. 반면 보폭을 20cm 이상 지나치게 넓혀 걸을 경우 이동 속도가 오히려 줄어들고, 안정성이 떨어지면서 낙상 위험 변수가 커지는 것으로 나타났다.

한편 보폭을 좁게 하고 잰걸음으로 빠르게 걸으면 에너지 소비량이 떨어질 뿐 아니라 고령자의 경우 보폭을 20cm 이상 과하게 넓혀 걷는 것과 마찬가지로 낙상 위험이 높아졌다. 결국 안정성을 유지하면서도 빠르게 걷는 방법은 보폭을 10cm 넓혀 걷는 것이다.

보폭 10cm 넓혀 걷기의 가장 좋은 방법은 자신이 안정적으로 걸을 수 있는 속도보다 약간 빠른 속도를 유지하면서 평소보다 주먹 한 개쯤 더 들어갈 정도로 보폭을 넓혀서 걷는 것이다. 이때 시선은 정면을 바라보고, 몸은 꼿꼿하게 세우며, 팔은

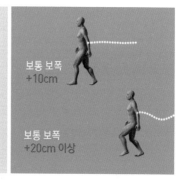

보통 보폭	에너지 소모량 (VO₂) 11.9	심박수(bpm) 107	속도(m/s) 1.21
보통 보폭 +10cm	에너지 소모량 (VO₂) 16.8	심박수(bpm) 120	속도(m/s) 1.5
보통 보폭 +20cm 이상	에너지 소모량 (VO₂) 23.8	심박수(bpm) 140	속도(m/s) 1.42

보통 보폭
+10cm

보통 보폭
+20cm 이상

자연스럽게 흔들고, 발은 뒤꿈치 → 발바닥 → 앞꿈치 순서대로 디디며 걸으면 된다.

젊음을 되찾아 주는 보폭 10cm 넓혀 걷기는 숙련도와 상관없이 누구나 쉽게 시작할 수 있는 운동이다. 오늘부터 자신에게 딱 맞는 보폭을 찾아 걷기만 하면 누구든 놀라운 변화를 경험하게 될 것이다.

✚ 전문의 한마디   꾸준한 걷기가 근육을 활성화한다

보폭을 넓혀서 걸으면 대퇴사두근, 엉덩이 근육, 발목 근육이 골고루 발달된다. 때문에 걷기 운동을 지속하면 근육을 쓰는 능력과 균형감각이 향상되어 건강한 보행을 할 수 있다.

이동원 교수(건국대병원 정형외과)

하루 4km 걷기
: 하루 최소 운동량을 채우는 걷기

야외에서 하는 운동 참여율이 증가한 요즘, 그중에 압도적으로 참여율이 높은 운동은 바로 걷기다. 현재까지 걷기 운동은 우울증, 심뇌혈관질환, 다양한 생활습관병 예방에 효과가 있는 것으로 확인되고 있다. 전문가들은 하루에 4km를 걷는 것, 꾸준히 50분에서 1시간에 육박할 정도로 걷는 것이 건강을 향상시키는 방법이라고 입을 모은다. 하루에 4km 이상 꾸준히 걸으면 인체에는 과연 어떤 변화가 나타날까?

걷기에 관한 한 메타 연구에 따르면, 성인 하루 최소 운동 권장량은 중강도 운동 기준으로 60분 이상이다. 이를 걸음수로 환산하면 8천 보 정도이며 평균 보폭 범위로 계산하면 대략 4km가 된다. 즉, 하루 최소 4km 이상은 걸어야 운동 효과가 있는 것이다.

차의과학대학교 스포츠의학대학원 홍정기 교수는 "관련 연구에 따르면 4km 정도에 육박하게끔 50분에서 1시간 정도 걸

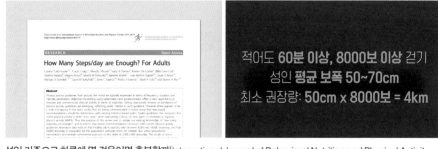

적어도 **60분 이상, 8000보 이상** 걷기
성인 **평균 보폭 50~70cm**
최소 권장량: **50cm x 8000보 = 4km**

성인 기준으로 하루에 몇 걸음이면 충분할까(International Journal of Bahavioral Nutrition and Physical Activity, 2011)

게 되면 근골격계 질환뿐만 아니라 대사성질환 예방에도 도움이 된다"고 말한다. 하지만 걷기 운동은 지나치면 오히려 독이 된다. 건강을 해치는 잘못된 걷기 운동을 벗어나 올바른 걷기 운동의 기준을 세워야 한다.

과유불급, 무리하지 말고 걸어라

박유민(가명, 57세) 씨는 아침마다 20분 넘게 발을 스트레칭하며 아킬레스건과 발바닥 근육을 풀어준다. 평발이지만 걷기 운동을 즐겼던 박유민 씨는 8개월 전, 두 발 모두 족저근막염 진단을 받았다.

"그날은 8천 보를 이미 걸었는데 운동을 더 하고 싶어서 한 코스를 더 걸었어요. 대략 1만 2천 보를 걸었는데 걷고 집에 들어오니까 발이 찢어지는 것처럼 아프고 발이 바닥에 닿으면 송곳에 찔린 것처럼 통증이 심했어요."

8개월 가까이 고생하고 나서야 통증이 가라앉았다. 그동안 다양한 스트레칭 중에 발바닥 근육을 풀어주는 계단 스트레칭을 특히 열심히 했다. 하루에 100개, 많을 때는 200개까지 8개월 동안 매일 했다.

박유민 씨는 최근에 다시 걷기 운동을 시작했다. 집 근처 숲길을 매일 걷는데 이제는 예전처럼 무리하지 않고 자신에게 알맞은 거리만큼만 걷는다. 하루 4km를 걷는다는 박유민 씨. 자신의 발 모양에 맞춘 신발 깔창을 따로 구입해서 사용할 정도로 주의하고 있다.

족저근막염을 치료한 뒤로 매일 발 스트레칭을 하고, 예전보다 거리를 줄여 걷기 운동을 하는 박유민 씨는 올바르게 걷고 있는 것일까? 박유민 씨의 걷기 운동이 현재 알맞은 정도인지 확인하기 위해 족저근막염이 발생했던 두 발 상태를 모두 검사했다. 그리고 걸음걸이 상태를 확인하기 위해 보행 분석을 실시했다.

검사 결과 박유민 씨는 조금씩 걷는 건 좋지만 통증이 느껴진다면 일단 쉬도록 권유 받았다. 무엇보다 걷는 양을 늘리는 건 주의해야 한다. 박유민 씨처럼 많이 걸어서 족저근막염이 생기는 경우가 있는데, 그렇다고 전혀 걷지 않고 쉬게 되면 근육의 유연성이 떨어져서 오히려 나중에 더 심하게 통증을 느낄 수 있다. 걷기 전에 충분한 스트레칭을 하고 통증이 없는 범위 내에서 걷기 운동을 해야 한다.

족저근막은 뒤꿈치뼈에서 시작해서 5개 가지를 내어 발가락

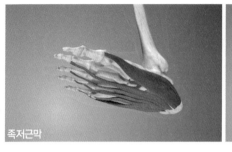
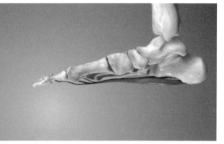

족저근막

에 붙은 두꺼운 섬유띠를 말한다. 발뼈의 아치를 유지하고 발
에 전해지는 충격을 흡수한다. 족저근막이 미세 손상을 입어서
근막을 구성하는 콜라겐이 변성되고, 염증이 발생하는 것이 족
저근막염이다.

나현수(가명, 76세) 씨는 요즘 좌식생활을 하지 않고 의자에
서 주로 생활한다. 무릎이 아프기 때문이다. 1년 전, 난생 처음
무릎 통증을 느꼈다. 원인은 퇴행성관절염이었다. 주사치료와
물리치료를 받았지만 통증은 쉽게 가라앉지 않았다. 일상생활
이 불편하고 통증이 좀처럼 나아지지 않자 걷기 운동을 해보기
로 했다.

"통증이 와도 꾹 참고 아파트 단지를 천천히 몇 바퀴씩 걸으
려고 노력을 많이 했어요. 그러니까 조금씩 통증이 생기는 강
도가 약해진 것 같아요."

요즘엔 틈날 때마다 집 근처 공원을 걷는다. 일상에서 움직
이는 것까지 합쳐서 무슨 일이 있어도 하루 최소 1만 보는 꼭
채우려고 노력한다. 퇴행성관절염이 찾아온 나현수 씨의 걷기
운동은 적절한 수준일까?

나현수 씨의 걷기 운동이 현재 알맞은 정도인지 확인하기 위해 통증을 느꼈던 무릎과 오래전에 수술한 허리 상태를 검사했다. 그리고 걸음걸이 상태를 확인하기 위해 보행 분석도 함께 실시했다.

　　검사 결과 나현수 씨는 뼈에 퇴행성 변화가 있지만 무릎 관절 간격이 심하게 유착된 것은 아니어서 하루에 30분씩 3회 정도 걷기 운동을 할 것을 권유 받았다. 경미한 퇴행성관절염의 경우 관절 안에 있는 연골을 움직여줘야 영양물질이 공급되고 노폐물이 빠져나갈 수 있기 때문이다. 나현수 씨와 같이 통증이 심하지 않은 중간 정도 관절염 환자는 걷는 시간을 줄이되 횟수를 늘리는 것이 바람직하다.

➕ 전문의 한마디　무조건 많이 걷는 것이 좋은 건 아니다

걷고 나서 1~2시간 후에도 피로감과 통증이 지속되거나 다음날까지 아프고 관절이 붓는다면 무리하게 걸은 것이 맞다. 이 경우 걷기 양을 줄이고 적응이 된 후에 조금씩 늘리도록 한다.

박윤길 교수(강남세브란스병원 재활의학과)

계단 오르기
: 체중 감량과 하체 강화에 좋은 걷기

서울시 건강증진과에서 실시한 설문조사에 따르면, 많은 시민들이 계단 대신 에스컬레이터나 엘리베이터를 이용하는 이유는 '시간을 아끼기 위해' '계단을 오르내리기 힘들어서' '귀찮아서'인 것으로 밝혀졌다. 에스컬레이터를 이용하지 않고 계단을 선택하는 사람은 에스컬레이터가 혼잡하거나 시간에 쫓기는 경우가 대부분이었다. 반면 일부러 계단을 고집하는 사람들도 있다. 바로 건강을 위해서다.

우리는 대개 '운동' 하면 돈과 시간을 따로 들여서 하거나 기

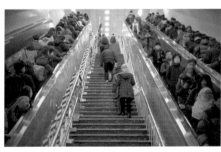

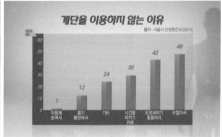

구를 이용해야만 하는 것으로 생각한다. 하지만 다른 그 어떤 운동보다 계단을 오르는 것이 몸에 최적화된 운동이라는 것을 알아야 한다. 생활 속 건강 도구, 계단에 숨겨진 놀라운 비밀은 무엇일까?

최고의 등장성 운동이자 전신 운동

계단 오르기는 별도의 시간을 낼 필요 없고 운동이라는 부담을 가질 필요 없이 언제든 할 수 있는 가장 좋은 등장성 운동이다. 등장성 운동이란 근육을 반복적으로 사용하는 운동을 말한다. 계단 오르기는 신체 근육의 30퍼센트를 차지하는 허벅지 근육을 반복적으로 사용해 심장이 한 번 뛸 때 짜내는 혈액량을 증가시키고, 혈관 저항을 감소하게 만들어 혈압을 낮추는데 도움을 준다. 또한 계단을 반복적으로 오르는 것은 심호흡을 유도하여 폐기능을 증대시킨다. 즉, 계단을 오르면 혈압이 감소하고 폐기능이 개선되는 효과가 있다.

　우리가 계단을 오르려고 다리를 들어올리면 허벅지와 정강이 앞쪽 근육이 활성화되어 몸이 위로 향하게 된다. 이때 종아리 뒤쪽 가자미근과 허벅지 뒤쪽 근육인 햄스트링은 무릎을 고정시키고, 엉덩이 근육과 척추기립근은 몸이 앞으로 굽는 것을 방지한다. 이렇게 다양한 근육이 자극을 받으면서 심장, 폐, 뇌에 혈류 공급이 원활하게 된다.

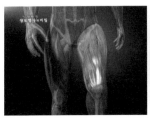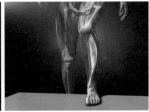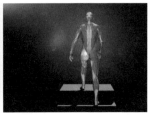

계단을 오르려고 다리를 들어올리면 허벅지와 정강이 앞쪽 근육, 종아리와 허벅지 뒤쪽 근육, 엉덩이 근육과 척추기립근이 활성화된다.

흔히 계단 오르기는 전신 운동이라고 말한다. 발을 높은 곳으로 이동시키는 과정에서 균형감각이 발달하고, 허리를 바로 세우게 돼 척추 후방의 장늑근, 최장근, 다열근 등 척추기립근과 엉덩이 근육이 강화된다. 또한 척추 양측과 대퇴골을 잇는 근육인 대요근이 강화되어 몸을 바르게 세우는데 도움을 준다. 허벅지 근육인 대퇴사두근과 뒤쪽의 햄스트링까지 자극하여 무릎 관절이 받는 부하를 줄여주기도 한다.

계단 오르기는 등산과 효과가 비슷하다고 알려져있다. 계단과 산은 환경만 다를 뿐 운동적인 구성 요소는 같다고 본다. 그러나 등산은 시간을 내서 산을 찾아야 하지만 계단은 우리 주변 어디에나 있기 때문에 따로 시간을 내지 않아도 된다는 큰 장점이 있다. 또 다른 장점은 엘리베이터를 이용할 수 있다는 것이다. 등산은 산을 올라갔다가 걸어서 내려와야 한다. 무릎 관절이 안 좋은 사람은 하산하는 과정이 자칫 무리가 될 수 있다. 반면 계단은 내려올 때 엘리베이터를 이용할 수 있어 무릎 관절에 무리가 되지 않는다. 언제, 어디서나, 누구나 오를 수 있는 계단은 바로 내 옆에 있는 산인 셈이다.

체중 감량과 하체 강화를 돕는 계단 오르기

세계적인 장수마을로 알려진 이탈리아 캄포디멜레 주민의 평균 수명은 90세로 이탈리아인의 평균 수명보다 높다. 캄포디멜레 노인들의 콜레스테롤 수치는 갓 태어난 아기보다 더 낮다는 연구 결과도 있다. '캄포디멜레에 살면 85살은 보장된다'는 속담처럼 그들만의 장수 비결이 있는 것일까? 해발 647m 고지대에 자리잡은 캄포디멜레는 지형적 특성상 가파른 계단이 많다. 계단이 바로 캄포디멜레의 장수 요인이 된 것이다.

계단의 운동 효과를 직접적으로 알아보기 위해 비만으로 고민인 모녀(60세, 34세)와 김정아 씨 부부(가명, 38세)를 대상으로 실험을 실시했다. 김정아 씨는 무릎 관절염 수술을 권유 받은 적이 있을 정도로 무릎 통증이 심한 상태였다. 현재 네 사람의 몸 상태는 어떨까? 체성분 검사, 폐활량 검사, 하체 근육량 검사를 차례대로 진행했다. 실험에 참여한 네 사람은 현재 고도비만은 아니지만 관리가 되지 않으면 고도비만으로 넘어갈 위험이 있는 상태였다.

이들은 3주간 계단 오르기로 몸을 관리하기로 했다. 계단을

이탈리아
캄포디멜레

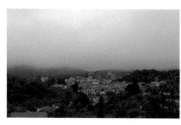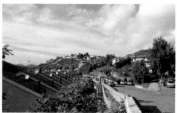

너무 빨리 올라도, 너무 천천히 올라서도 안 된다. 1분에 70계단 정도를 오르는 강도가 적당하며, 이는 1초에 한 걸음보다 조금 더 빨리 오르는 수준이다. 운동량은 하루에 12층 내지 15층을 3회 오르는 것으로 정했다.

모녀는 아침저녁으로 하루에 2회씩 22층 아파트 계단을 열심히 올랐다. 처음에 비해 올라가는 시간도 많이 줄었고 부쩍 튼튼해진 다리 근력을 몸소 느꼈다.

"처음에는 무릎 건강에 안 좋을까봐 걱정을 많이 했어요. 그래서 3일 정도는 살살 걸었어요. 그런데 괜찮더라고요. 무릎이 안 아파요. 오히려 러닝머신을 몇 십분 뛴 것 같이 땀이 나고 엉덩이 살이 빠져서 못 입던 옷이 들어가요. 정말 신기하게 다이어트 효과가 있는 것 같아요."

김정아 씨 부부 역시 3주간 계단 오르기를 꾸준히 실천했다. 매일 1층부터 13층까지 5회 열심히 올랐는데, 보통 25분이면 5회가 끝났다.

"계단을 오를수록 무릎에 힘이 생기는 느낌이 들었어요. 무릎이 아프니까 그동안 겁이 나서 계단 오르기는 엄두도 내지 못했는데 이제야 제대로 운동하는 것 같아요."

계단 오르기 운동 3주 후, 이들의 몸에는 어떤 변화가 생겼을까? 네 사람 모두 계단을 오른지 단 3주 만에 2kg에서 최대 4kg 이상 체중 감량 효과를 보였다. 내장지방 역시 $2cm^2$에서 최대 $10cm^2$로 네 사람 모두 크게 감소했다. 폐활량도 증가폭을 보여 참가자 모두 폐기능이 향상됨을 알 수 있었다. 하체 근력 역시 4명 중 3명이 큰 폭으로 증가했다.

흔히 비만인 사람은 계단 오르기가 몸에 좋지 않다고 오해하는 경우가 많다. 그 이유는 체중이 많이 나갈수록 무릎에 가해지는 하중이 늘어나기 때문이다. 그래서 무릎에 부담을 줄이기 위해 체중 감량을 하지만, 하체 근력을 늘려서 보상해주는 방법도 있다.

계단 오르기는 다이어트 효과가 있지만 단순히 살만 빠지는 게 아니라 다리의 힘도 강해지기 때문에 오히려 하체 건강에 도움이 된다. 계단 오르기를 통해 두 가지 효과를 동시에 얻는 것이다. 무엇보다 계단 오르기는 달리기처럼 지면에 닿는 순간 무릎에 충격을 주는 방식이 아니다. 지면을 꾹꾹 눌러가면서 지지하고 올라가는 방식이기 때문에 무릎에 훨씬 무리가 되지 않는다.

"뉴욕 시민들은 엘리베이터가 아닌 계단을 이용해 건물을 오르내려야 한다" 전 뉴욕시장 마이클 블룸버그가 비만과의 전쟁을 선포하며 한 말이다. 하지만 여전히 우리에게 계단은 '불편하다' '힘들다' '왜 에스컬레이터가 없냐'며 천덕꾸러기로 외면받는 것이 현실이다. 그러나 우리가 등한시 했던 계단이 고혈압, 당뇨병, 비만 같은 대사증후군은 물론 관절염, 심혈관질환 등을 해결할 수 있다는 사실을 기억해야 한다. '공짜 보약' 계단이 주는 놀라운 기적은 언제나 우리 가까이에 존재한다.

계단 오르기 자세와 운동 강도

계단 오르기는 어떤 자세로, 얼마나 많은 계단을 올라야 효과적
일까? 올바른 계단 오르기 자세는 발끝을 11자로 정렬하고 양
발을 가능한 모은 상태로 오르는 것이다. 이때 계단에 발바닥 전
체를 올리는 것이 아니라 발의 앞쪽 1/2만 올려서 발바닥에 있
는 아치의 탄력을 추진력으로 이용한다. 엉덩이는 뒤로 빼지 않
고 몸을 반듯하게 세운 상태로 무게중심을 약간 앞으로 이동시
키면서 오르면 앞으로 나가려는 추진력이 발생한다. 이때 가슴
을 활짝 열어야 산소 흡입량이 좋아진다. 이 상태에서 종아리 근
육을 사용하지 않고 무릎만 펴면서 팔을 뒤로 뻗는 힘을 이용해

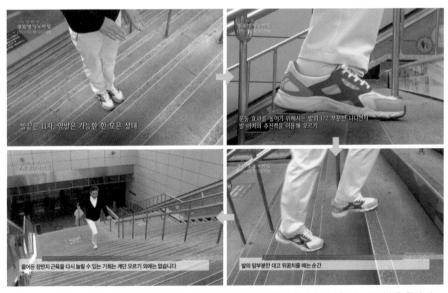

발끝은 11자, 양발은 가능한 한 모은 상태

운동 효과를 높이기 위해서는 발의 1/2 부분만 디디면서
발 아치의 추진력을 이용해 오르기

줄어든 장딴지 근육을 다시 늘릴 수 있는 기회는 계단 오르기 외에는 없습니다

발의 앞부분만 대고 뒤꿈치를 떼는 순간

계단 오르기 자세 : 두 발을 11자로 모은 상태로 오른다. 이때 발의 앞쪽 1/2만 올려서 바닥을 딛는다. 가슴을 활짝 펴고
팔을 뒤로 뻗는 힘의 추진력을 이용해 계단을 오른다.

추진력을 얻으면 좀더 쉽게 오를 수 있다.

요즘 대부분의 사람이 굽이 있는 신발을 신는다. 특히 여성은 뒷굽 높이가 5cm 이상인 경우가 많다. 그렇게 10년, 20년을 신다보면 종아리 근육이 본래의 생리적인 길이보다 훨씬 줄어들게 된다. 줄어든 장딴지 근육을 다시 늘릴 수 있는 방법은 계단 오르기 외에 거의 없다. 계단에 발의 앞부분만 대고 뒤꿈치를 떼는 순간 수십 년 동안 굳은 채 짧아져있던 종아리 근육이 늘어나는 것을 느낄 수 있다.

하지만 균형감각이 떨어지는 노인의 경우 발의 앞부분만 대고 계단을 오르면 부상의 위험이 있다. 고령층의 경우 발 전체로 계단을 디디며 난간을 잡고 오르는 것이 바람직하다. 또한 무리해서 많은 수의 층계를 오르기보다는 올바른 자세로 서서히 목표량을 늘려가는 것이 좋다.

계단 오르기 운동 강도는 아파트 계단을 기준으로 처음에는 하루에 30층 정도 오르는 것이 적당하다. 보통 30층을 오르는 데 7분 정도의 시간이 소요되니 그리 긴 시간은 아니다. 30층으로 일주일 정도 운동하고 그다음 일주일은 60층, 그다음 일주일은 100층을 목표로 한다. 한 번에 30층, 60층, 100층을 오르는 것은 아니고 하루에 오르는 층수가 총 30층, 60층, 100층이면 된다. 자신에게 맞는 층수를 찾으면 되는데, 숨이 끝까지 차올라 호흡이 힘들 정도는 피해야 한다.

'계단을 밟아야 계단 위에 올라설 수 있다' 고비를 넘겨 희망을 찾는다는 터키 속담이다. 내 몸을 건강하게 만드는 것 역시 마찬가지다. 좋은 운동기구인 계단을 두고 '운동할 시간이 없다' '공간이 부족하다' '돈이 없다'고 하는 것은 핑계에 불과하다. 조금 귀찮고 힘들더라도 내 몸을 살리는 계단 오르기를 실천한다면 건강과 삶에 변화가 시작될 것이다.

등산(오르막 걷기)
:내 몸을 살리거나 망치는 양날의 걷기

우리나라는 국토의 2/3가 산악지형으로 이루어져있어 '산의 나라'라고 해도 과언이 아니다. 특히 집에서 가깝게는 수십 분, 멀게는 1~2시간만 가면 산에 닿을 수 있는 환경이기에 등산 인구도 많다. 자연을 만끽하며 건강을 챙기기 위해 산을 찾는 사람들은 해마다 증가하고 있어 월 1회 이상 산에 가는 등산 인구는 약 1500만 명에 이른다.

통계에 따르면 등산은 한국인이 가장 많이 하는 체육활동이

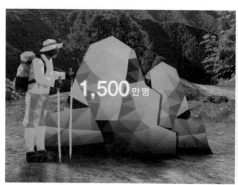

기도 하다. 등산은 다이어트는 물론 근력을 키우고 심폐 건강에 효과적인 대표적인 유산소 운동이다. 하지만 자신의 체력을 생각하지 않은 무리한 산행이 오히려 몸을 망칠 수도, 건강을 위해 찾은 산에서 건강을 잃을 수도 있다. 내 몸을 살리는 올바른 등산은 무엇일까?

신체 나이가 젊어지다

도시에서 접근하기 좋은 수락산은 주말이면 등산객으로 붐빈다. 일주일에 한 번은 꼭 산에 오른다는 김인아(가명, 70세) 씨 역시 수락산을 자주 찾는다. 김인아 씨는 70대라는 나이가 믿기지 않을 정도로 곧은 자세와 다부진 체격을 가지고 있다. 무엇보다 산을 오르는데 거침이 없고 쉽게 지치지 않는다. 40대 중반부터 다져온 실력 덕분이다.

"친구들은 이제 몸이 할머니가 되어서 같이 등산 못해요. 관절에 이상이 오고 숨차고 힘들어 해요. 그런데 저는 젊어서부터 해왔기 때문에 관절에 이상이 없으니까 다니는 거죠."

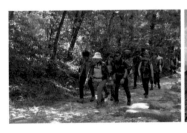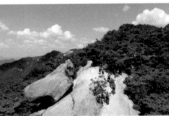

수락산을 오르는
김인아 씨 일행

김인아 씨는 40대 초반 젊은 나이에 자궁 적출 수술을 받았다. 당시 담당 의사의 권유로 산에 오르기 시작해서 일주일에 한 번씩 1년을 꼬박 산에 올랐고 시간이 지나며 몸이 좋아지는 것을 느꼈다. 주변 친구들 대부분이 겪는 갱년기, 오십견, 관절염은 남의 이야기였고 정상을 밟았을 때의 말할 수 없는 뿌듯함은 그녀의 삶에 에너지를 불어넣었다.

"산을 오르다 보면 자기 몸의 한계를 느끼잖아요. 한계를 극복하면 기쁨이 더 커요. 그 희열이 말할 수 없이 좋거든요. 어떤 목표가 있다는 것이 정신 건강에 굉장히 좋은 것 같아요."

누구보다 건강에 자신 있다는 김인아 씨. 몇 가지 검사를 통해 현재 건강 상태를 알아봤다. 동년배 친구들에 비해 체력은 어느 정도인지 체력 테스트도 함께 진행했다. 30년 동안 꾸준히 해온 등산이 김인아 씨의 건강에 어떤 영향을 미쳤을까?

검사 결과, 예상대로 김인아 씨의 건강 상태는 매우 좋았다. 혈당(93mg/dL), 총 콜레스테롤(170mg/dL), HDL 콜레스테롤, 중성지방 모두 정상 범위인 것으로 확인되었다. 골밀도과 골격근량 역시 정상 범위에 있었으며, 비슷한 연령대와 비교했을 때 평균보다 높은 수치를 나타냈다. 가장 눈에 띄는 것은 근지

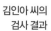

김인아 씨의
검사 결과

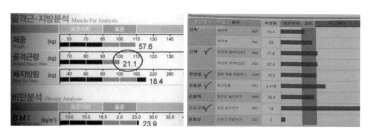

구력이 최상위 수준으로 나타난 것이다. 근지구력이 높다는 것은 등산할 때 쉬지 않고 계속 올라갈 수 있는 능력이 좋다는 걸 의미한다. 근력도 상당히 좋은 수준이었는데, 특히 하체 근력은 표준 이상으로 나왔다. 이밖에도 유연성과 민첩성 모두 표준 이상이었다.

나이가 든다는 것은 우리 몸의 기능이 떨어지는 것으로 판단할 수 있다. 때문에 호적상 나이보다 신체기능이 더 중요하다. 나이가 많다고 해도 김인아 씨처럼 신체기능이 뛰어나고 근육량이 많다면 나이는 그저 숫자에 불과하다. 동년배보다 훨씬 더 활력 넘치는 생활을 하고 있는 김인아 씨는 그야말로 등산을 통해 젊은 인생을 살고 있다.

대사질환을 예방하는 등산

등산이 몸에 미치는 효과는 이미 많은 연구를 통해 밝혀졌다. 그렇다면 대사질환 같은 질병에는 어떤 변화를 가져올까? 대사질환이 없는 건강한 사람과 대사질환이 있는 사람(당뇨병 전 단계, 공복 혈당 장애, 고혈압, 고지혈증), 총 6인을 대상으로 등산 전후의 신체 변화를 살펴봤다.

6인이 오른 등산 코스는 서울 정릉의 북한산 입구에서 출발해 계곡을 따라 대성문까지 오르는 길로 왕복 약 3시간의 산행이다. 참가자들이 모두 같은 조건에서 등산할 수 있도록 수분과 음식물을 동일하게 제공했다. 참가자들은 등산을 한 지 1시간 정도 지나 같은 종류와 같은 양의 간식을 섭취했다.

참가자 6인 중 평소 혈압이 높은 사람은 중간중간 혈압을 체크하며 산을 올랐다. 혈압이 160/90mmHg(수축기/이완기) 이상인 경우 심장에 부담이 오기 때문에 높은 산을 등반하면 위험하다. 고혈압 환자가 무리하게 등산할 경우 심장마비나 심장마비로 인한 돌연사의 위험이 있으므로 각별히 조심해야 한다.

3시간의 산행을 마친 참가자들의 신체에는 어떤 변화가 생겼을까? 가장 눈에 띄게 변화를 보인 것은 혈압이었다. 고혈압 참가자 3인을 비롯해 6인 모두 혈압이 감소했다. 단국의대 제일병원 내과 윤현구 교수는 "이는 등산(운동)으로 인해 말초혈관의 저항성이 떨어지고, 산화질소와 프로스타글란딘 같은 물질이 나와서 혈관을 확장시켜 얻은 결과"라고 말한다.

혈압뿐만 아니라 혈당 역시 큰 변화가 있었는데, 참가자들 중 공복 혈당 장애가 있는 4인 모두 등산 후 정상 범위로 혈당이 떨어졌다.

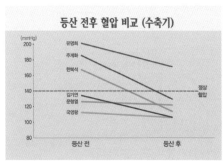

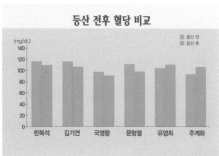

우리가 음식물을 섭취하면 포도당은 몸속 장기와 조직에 쓰이고, 마지막으로 근육세포에 전달돼 근육의 에너지원으로 사용된다. 근육은 포도당을 가장 많이 소모하는 부위로 우리가 섭취하는 포도당의 2/3를 흡수한다. 즉, 전체 몸 근육의 2/3 이상이 몰려있는 허벅지 근육이 단련되면 혈중 포도당 농도가 크게 낮아지는데, 등산은 하체 근육을 단련하는 좋은 운동이기에 꾸준히 등산을 하면 혈당 감소에 효과를 볼 수 있는 것이다. 지속적으로 등산을 하다 보면 콜레스테롤과 중성지방의 감소를 도와서 궁극적으로는 동맥경화성 심혈관질환 발생을 감소시킬 수 있고 당 대사에도 좋은 영향을 줄 수 있다.

인터벌 운동과 같은 효과

등산의 에너지 소비량은 어느 정도일까? 평지를 걸을 때와 산과 같은 오르막길을 걸을 때 에너지 소비량을 비교해봤다. 먼저 평지에서 걷기와 달리기를 각각 10분씩 실시했다. 다음 오르막길을 10분간 걸었다. 평지를 걸을 때와 달릴 때, 그리고 오르막을 걸을 때 어떤 차이가 있을까?

에너지 소비량(METS)의 경우 오르막 걷기가 달리기와 비슷한 수치를 보였다. 산소 소비량 역시 오르막 걷기는 달리기와 비슷했으며 걷기에 비해서는 약 2배 높게 나타났다.

운동생리학적 관점에서 보면 등산은 인터벌 운동과 유사하

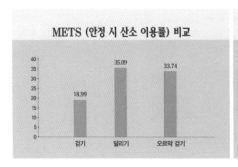

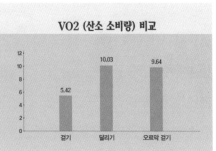

다. 인터벌 운동이란 운동 강도를 강약으로 반복해 무산소 운동과 유산소 운동의 효과를 동시에 볼 수 있는 운동을 말한다. 에너지 소모와 체력 향상에 모두 도움을 주는데, 오르막과 내리막으로 강약이 반복되는 등산 역시 인터벌 운동과 유사한 효과를 발휘한다. 산의 오르막길에서는 고관절과 허벅지 주변 코어 근육이 강화되고, 내리막길에서는 상체 근육이 활성화되면서 서로 상호보완적인 작용도 한다.

이처럼 등산은 오르막과 내리막을 걷는 특성 덕분에 평소 잘 쓰지 않던 근육을 자극하는데 효과적이다. 쓰지 않던 근육이 활성화되면 몸이 안정 시에도 기초대사량을 조금 더 높일 수 있어 다이어트에 긍정적인 효과를 미칠 수 있다.

그렇다면 등산은 몸의 어떤 근육을 얼마나 활성화시킬까? 평지를 걸을 때와 오르막을 오를 때 근육의 활성도를 측정해봤다. 두 경우를 비교한 결과 하체 근육(대퇴직근, 외측광근, 전경골근, 대퇴이두근)과 척추기립근 모두 활성도에서 큰 차이를 보였다. 평지를 걸을 때에 비해 오르막을 걸을 때 근활성도가 평균 2.7배 높은 것으로 나타났다.

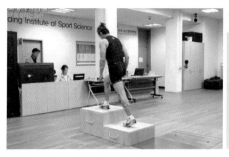
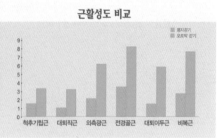

근활성도 비교

이밖에 등산을 하면 뼈가 튼튼해지는 효과가 있다. 등산은 체중부하 운동에 해당되는데, 이는 특별한 도구 없이 자신의 체중으로 뼈와 근육에 압력을 가해 자극을 주는 운동을 말한다. 뼈는 물리적 압박을 받았을 때 튼튼해진다. 등산으로 오르막과 내리막을 반복하는 과정에서 근골격계가 자극되어 골밀도를 높이고 뼈가 건강해지는 것이다.

무리한 등산의 위험

산을 찾는 사람들이 많은 가을은 안전사고도 가장 많이 일어나는 계절이다. 우리나라 산은 고도가 높지 않지만 바위산이 많아서 체력 소비가 크고 등산로 주변이 험준한 곳이 많아 산을 오를 때는 각별한 주의가 필요하다. 2013년부터 5년간 등산 중 일어난 안전사고는 총 1080건으로, 골절과 탈진 같은 부상이 969건, 사망이 111건에 이른다. 이중 사망사고를 살펴보면 심장돌연사가 62건으로 절반 이상을 차지한다.

심장돌연사란 갑작스런 가슴 통증이 발생한 후 1시간 내에 사망하는 것을 말한다. 심장돌연사의 약 80퍼센트가 심근경색증 같은 관상동맥 질환이다. 가슴이 뻐근하거나 심한 압박감, 터질 듯한 증상이 나타나면 즉시 등산을 중단해야 한다. 심장의 능력에 비해서 과도하게 운동을 하면 심장이 버티지 못해서 심장 근육에 손상이 오게 된다. 그로 인해 협심증과 심한 심근경색이 발생할 수 있다. 때에 따라서는 추운 날씨에 과도하게 운동을 하다 보면 관상동맥질환이 악화될 수 있다.

산은 몸과 마음의 휴식처다. 잃어버린 건강을 되찾고 마음의 여유를 느낄 수 있는 곳으로 누구에게나 열려있다. 그러나 산을 오를 때는 겸손해야 한다. 절대 욕심을 내서도 안 되고 자신의 체력을 과신해서도 안 된다.

울퉁불퉁한 산길과 무릎 손상

신호진(가명, 52세) 씨는 요즘 걷는 게 불편하다. 5~6개월 전부터 무릎에서 통증이 시작되더니 급기야 제대로 걷기가 힘들어졌다. 평소 운동을 좋아해 30대 초반부터 산을 다녔다는 신호진 씨. 20년 넘게 매주 산에 올라 4~5시간씩 산을 탔다. 운동이라는 생각에 통증을 느끼면서도 무시하고 산을 오른 것이 화근이었다. MRI 검사 결과 통증이 심한 오른쪽 무릎에 내측 반월상연골판이 파열된 것으로 나타났다. 그는 이미 8년 전에 왼쪽 무릎

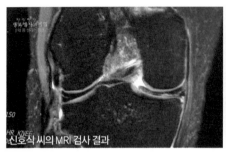
신호식 씨의 MRI 검사 결과

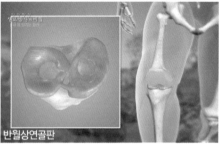
반월상연골판

에 파열이 생겨 수술을 한 경험이 있다.

산을 오르내리다 무릎에 무리가 가거나 미끄러져 강한 충격을 받으면 반월상연골판이 파열될 수 있다. 반월상연골판은 무릎 관절의 위 뼈와 아래 뼈 사이에 위치하는 반달 모양의 연골로, 걷거나 달릴 때 무릎에 가해지는 충격을 흡수하고 관절이 마모되는 것을 막는 역할을 한다. 한번 찢어진 연골판은 재생되지 않고, 방치할 경우 파열된 부위가 점차 넓어지며 관절 질환으로 이어질 수 있다.

신호진 씨는 반월상연골판 제거 수술을 받았다. 파열된 연골판을 그대로 두면 통증과 연골 손상을 유발할 수 있기 때문에 찢어진 부위를 제거하고 나머지 부위는 기능을 할 수 있도록 남겨두는 수술이다.

울퉁불퉁한 산길을 걷다 보면 발목이나 무릎에 비틀림 현상이 나타나면서 신체에 충격이 발생한다. 특히 경사가 가파른 산에서 내려올 때 많은 힘이 관절에 전달되기 때문에 관절 손상을 일으킬 수 있다. 그러니 등산을 하기 전에 유연성 운동을 통해서 관절을 유연하게 만들어줘야 한다. 무엇보다 근력을 충분히 키워줘야 큰 무리 없이 등산을 즐길 수 있다.

스틱 사용의 중요성

이성진(가명, 66세) 씨는 일주일에 4~5회 산에 오를 정도로 등산 마니아다. 그런데 지난 1월, 산을 내려오다 넘어지고 말았다. 몸을 꼼짝할 수 없자 주변에서 헬기를 불렀고 즉시 병원으로 이송됐다.

"하산하는데 경사가 15~20도 됐어요. 오른쪽으로 쫙 미끄러지면서 몸이 쏠렸거든요. 왼쪽 무릎에 우직 소리가 나더라고요. 뼈가 부러졌나 싶을 정도로 움직이지를 못했어요."

겨울 산이었음에도 제대로 장비를 갖추지 않은 것이 문제였다. 이성진 씨는 스틱 없이 산에서 내려오는 길에 눈길에 미끄러져 움직일 수 없을 정도의 부상을 입고 병원에 실려갔지만 다행히 골절되는 큰 사고는 면했다. 오른쪽 다리는 근육과 인대가 손상된 염좌가 나타났고, 냉찜질과 물리치료를 받은 후 열흘 정도 다리를 고정한 채로 지냈다. 하지만 수개월이 지난 지금까지도 통증은 완전히 사라지지 않고 일상생활을 힘들게 하고 있다.

하산 시 스틱 사용은 낙상과 무릎 손상을 예방하는데 효과적인 것으로 알려져있다. 과연 스틱을 사용해 걸을 때와 그렇지 않을 때 무릎에 걸리는 부하의 정도는 얼마나 차이가 날까? 실

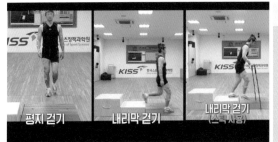

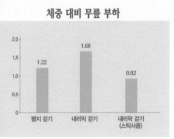

체중 대비 무릎 부하

평지 걷기　내리막 걷기　내리막 걷기 (스틱사용)

험을 통해 평지를 걸을 때와 내리막을 걸을 때, 그리고 스틱을
사용해 내리막을 걸을 때를 비교해봤다.

　실험 결과 체중 대비 무릎 부하는 내리막에서 스틱을 사용했
을 때 가장 낮게 나타났다. 체중이 70kg인 경우 하산 시 스틱
을 사용하면 무릎에 63kg의 체중 부하가 걸렸고, 사용하지 않
으면 약 2배인 119kg의 체중 부하가 걸렸다. 또한 스틱을 사용
하지 않을 때보다 하체 근육에 부담이 덜했고 충격이 완화되는
것으로 나타났다. 놀라운 점은 내리막에서 스틱을 사용했을 때
평지를 걸을 때보다 무릎 부하가 적었다는 점이다.

　K2 원정에서 팀 닥터를 맡았던 경희의료원 정형외과 정덕환
교수는 스틱 사용의 중요성을 강조하는 동시에 올바르게 사용
해야 한다고 말한다.

　"스틱은 체중을 분산시키는 동시에 낙상 위험도 예방해줍니
다. 그러나 스틱을 잘못 사용하면 보행에 방해가 되고 오히려
균형을 잃을 수 있으므로 주의가 필요합니다."

　스틱에 체중을 너무 과하게 싣고 내려갈 경우 넘어질 위험이
있다. 스틱을 짚고 넘어지면 다리뿐만 아니라 손에도 손상을

가져온다. 손목 골절은 등산 중 빈번히 일어나는 부상이다. 그러므로 스틱을 올바르게 짚고 사용해야 한다.

스틱은 어깨와 팔꿈치의 각도가 90도를 유지하도록 잡는 것이 중요하다. 각도를 유지하며 스틱을 짚고 걸으면 안전하고 편하다. 스틱을 사용해 걸을 때는 딛는 발과 반대 방향에 스틱을 짚으며 엇갈리게 나아가는 것이 기본이다. 높낮이에 따라 스틱의 길이를 조절하는 것도 필요하다. 예를 들어 급경사를 오를 때 스틱이 길면 무게중심이 뒤로 빠지므로 위험할 수 있으니 스틱 길이를 자신의 신체에 맞게 조절해야 한다.

하산할 때는 오르막보다 내리막에서 무릎에 가해지는 하중이 커지므로 스틱 사용이 가장 중요한 때다. 이때 스틱은 경사면에 따라 길이를 조절해야 한다. 내려갈 지면에 스틱 두 개를 동시에 짚고 한 발씩 내린다. 스틱에 체중을 전부 실어서는 안 된다. 등산 스틱은 균형을 잡는데 필요한 것이므로 체중을 모두 싣는 것은 위험하다.

등산 속도와 호흡 조절법

국내 등산 인구는 약 1500만 명. 산에서 건강을 해치는 일도 빈번하다. 등산 전문가들은 어떻게 험한 산길을 오래도록 안전하게 등반할 수 있는 걸까? 한국인 최초로 히말라야 14좌에 오른 산악인 엄홍길 대장, 그와 함께 시베리아 알타이 탐사대에서 팀

닥터를 맡았던 단국의대 제일병원 내과 윤현구 교수는 등산 중 자신의 신체 변화를 예의 주시해야 한다고 당부한다.

특히 본격적인 경사 구간이 시작됐을 때 심박수가 증가하며 신체에 변화가 느껴지기 시작한다. 윤현구 교수는 이때 속도를 조절하면서 올라야 한다고 말한다.

"평소에 뇌졸중이나 폐색전증이 없는 상태에서도 갑자기 흉통이나 어지럼증이 나타나고 1시간 내에 사망하는 급성 심장사망이 있습니다. 그게 제일 무섭죠. 이러한 증상은 등산을 시작하고 오르막길에서 1~2시간 내에 많이 발생하기 때문에 빨리 올라가지 말고 속도를 조절해야 합니다."

가파른 오르막이 계속되면 평소와는 다르게 호흡이 가빠진다. 하지만 숨을 몰아쉬는 것은 좋지 않다. 장시간의 등산에서 체력 소모를 부추길 수 있기 때문이다. 엄홍길 대장 역시 호흡의 중요성을 강조한다.

"숨이 가빠지지 않도록 호흡을 꾸준히 하세요. 호흡이 불규칙하면 그만큼 체력 소모가 심해지고 힘이 듭니다."

급경사가 되면 근육 계통에 무리가 오고 호흡이 불안정해진다. 따라서 급경사를 오를 때는 잠시 걸음을 멈춰 서서 짧은 휴식을 취하는 것이 체력 유지에 도움이 된다. 점심은 탄수화물 위주의 음식을 섭취한다. 등산은 에너지 소모가 크기 때문에 단백질보다는 에너지로 빠르게 전환 가능한 탄수화물이 효과적이다.

'산을 무서워할 줄 알아야 한다'는 전문가들의 말처럼 산은 몸에 좋은 만큼 준비가 되어 있지 않으면 위험한 곳이기도 하다. 평소 자신의 건강 상태를 잘 파악하고, 그에 맞게 계획을 세워 등산을 해야 하는 이유다. 등산을 할 때 소비되는 에너지는 약 1000kcal에서 많게는 5000kcal가 넘는 만큼 아무 준비 없이 무턱대고 산을 오르는 건 위험한 일이다. 건강을 해치지 않고 산을 오르는 방법, 운동 효과를 제대로 낼 수 있는 방법을 찾을 때 비로소 등산이 건강을 가져다 줄 것이다.

숲길 걷기
: 명상하며 자연과 더불어 걷기

스페인의 산티아고 순례길은 성인 산티아고의 유해가 보관된 도시 '산티아고 데 콤포스텔라'까지 800km를 걸어서 도착하는 장거리 도보 여행길이다. 보통 40일 정도를 꼬박 걸어야 하는 만만치 않은 여정이지만 세계 각국에서 끊임없이 여행객들이 모여든다. 산맥을 넘고, 평원도 지나고, 바다가 보이는 풍경을 볼 수 있어서 지루함이 덜하기 때문이다. 걷기 운동도 마찬가지다. 건강을 위해 꾸준히 오랫동안 실천하기 위해서는 지루함을 덜 수 있는 나만의 방법을 찾아야 한다.

명상하며 걷기의 효과

39년 직장생활 후 퇴직한 손정민(가명, 63세) 씨는 시간 날 때마다 바다에서 가까운 오름 산책길을 운동 삼아 걷는다. 그런데 보통의 걷기 운동과는 조금 다르다. 운동이 될까 싶을 정도로 천천히 걷는다.

"천천히 걸으면서 주변을 보고 제 자신도 돌아보고 그래요. 사물도 가까이 보면 예쁘다고 하잖아요. 천천히 생각하면서 걸으면 하루를 굉장히 맑게 시작할 수 있어요."

1년 전부터 비오는 날을 제외하고 거의 매일 걷고 있다. 빨리 걸을 때와는 느낌이 다르다. 빨리 걸을 때는 땀을 흠뻑 흘리기 때문에 순간적으로 개운함을 느낄 수 있지만 천천히 명상하며 걷다 보면 땀을 흘리지 않으면서도 몸이 원활하게 순환되는 것을 느낄 수 있다.

손정민 씨는 산책길을 걷고 집에 돌아와서는 차를 자주 마신다. 이 또한 극심했던 직장 스트레스를 이겨내기 위해 생긴 습관이다. 직장에 다닐 때는 응급실에 갈 정도로 심한 편두통에 시달렸다고 한다. 그러다 작년에 지인 소개로 '산림치유'라는 특별한 단어를 접하게 되었다고 한다. 천천히 생각하면서 자연과 더불어 걷는데 그 방식이 손정민 씨에게 편안하게 와 닿아 그때부터 실천하게 되었다.

이밖에 손정민 씨는 산림치유 프로그램에도 참여하고 있다.

산책길을 걷는
손정민 씨

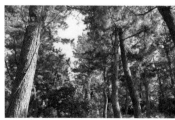 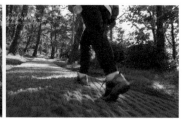

숲길 걷기가 실제로 어떠한 효과가 있는지 알아보기 위해 손정민 씨를 포함한 프로그램 참여자들을 대상으로 실험을 실시했다. 참가자들은 걷기에 앞서 심박변이도를 측시했다. 프로그램을 마친 후에 한 번 더 측정해 전후 변화를 보기 위해서다.

참가자들은 편백나무 숲으로 이동해서 본격적인 걷기를 시작했다. 두세 걸음 걷다가 멈춰서고 다시 두세 걸음 걷다가 멈춰 선다. 잡념을 멈추고 지금 내 몸 곳곳에 느껴지는 감각에 집중하는 '명상 걷기'다. 명상 걷기는 지금 이 순간 내 몸과 주변 환경에 집중하며 걷는 방법이자 명상법으로 특히 정신 건강에 효과적이다.

프로그램 참가자들의 검사를 종합한 결과 스트레스 호르몬인 코르티솔 평균 수치가 감소했고, 혈관 건강 지수도 개선된 것으로 나타났다. 최근 연구에 따르면, 139명을 대상으로 숲과 체육관에서 각각 빠르게 걷기와 명상 걷기를 시행한 결과 숲에서 명상 걷기를 한 경우에 불안 척도가 가장 크게 개선된 것으로 집계됐다. 심신의 안정을 위해 많은 사람들이 산림치유 프로그램에 참여하는 이유다.

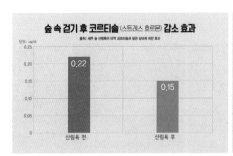

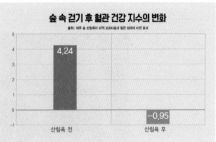

암 환자를 치유하는 피톤치드

이경희(가명, 50세) 씨는 10대 자녀들과 소백산 아래에 위치한 산림치유원을 찾았다. 어린 자녀들과의 휴가지로는 썩 어울리지 않아 보이는 이곳을 이경희 씨가 가족과 방문한 이유가 있다. 이경희 씨는 지난 2015년, 유방암 진단을 받아 수술과 항암 치료와 방사선 치료까지 힘겨운 과정을 지나왔다.

"사람이 참 간사한지라 치료가 끝나니까 병원 알코올 냄새도 못 맡겠고, 내가 그렇게 많이 왔다갔다했던 병원 복도가 답답했어요. 치료는 끝났지만 몸이 완전히 원상태로 돌아오지 않아 어딘가에서든 도움을 받아야 해서 고민을 많이 했어요."

그때 만난 것이 숲이었다. 완치 판정을 받기까지 지속적인 관리가 중요한 시점에 숲은 이경희 씨의 몸과 마음에 큰 힘을 주었다. 숲이 준 선물 덕분일까? 암과의 싸움에서 얻은 우울증과 불면증이 사라지고 더 큰 힘을 얻어 직장으로 복귀할 수 있었다.

숲이 암 환자에게 어떤 치유의 힘을 발휘하는 걸까? 숲에서 심신이 건강해지는 느낌이 드는 건 단순한 기분 탓이 아니다. 병원 치료가 끝난 유방암 환자를 2주간 숲에 머물게 한 뒤 혈액의 변화를 살펴본 결과, 암세포만 골라서 공격하는 NK세포와 면역세포인 T세포가 모두 증가했다.

면역기능을 활성화시키는 또 다른 숲의 비밀은 피톤치드에 있다. 식물은 외부 유해인자로부터 자신을 지키기 위해 살균작

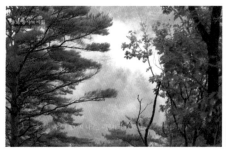
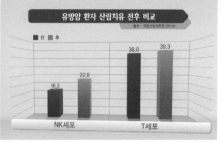

유방암 환자 산림치유 전후 비교

출처 : 국립산림과학원 (2016)

■ 전 ■ 후

NK세포 16.2 → 22.6

T세포 38.0 → 39.3

용을 가진 다양한 화합물을 만들어내는데, 이것이 바로 피톤치드다. 숲에서는 주로 휘발성 형태로 존재하여 호흡기와 피부를 통해 인체에 흡수된다. 피톤치드는 면역 효과와 함께 교감신경계에 의한 흥분을 해소시키고 부교감신경계에 안정감을 준다. 또한 뇌의 전두엽에 쾌적함을 주고 생리기능을 활성화시킨다.

피톤치드는 식물이 내는 항균성 물질의 총칭이다. 어느 한 물질이 아니기 때문에 피톤치드의 종류에 따라 효능이 다를 수 있다. 국립산림치유원에서는 전국의 주요 숲에서 대기 중 피톤치드를 포집한 후 각 피톤치드의 물질별 함량을 분석하고 효능을 정리한다. 산림치유원의 숲에선 알파피넨과 캄펜의 함량이 높았다. 알파피넨은 항암, 항균, 항산화 효능이 있고 캄펜은 콜레스테롤 저하를 도와주는 효능이 있어서 비만이나 당뇨병 환자에게 유익하다고 할 수 있다.

이렇듯 물질에 따라 효능이 다른 만큼 치유 대상도 다를 수 있다. 캠퍼의 경우 항암작용이, 베타피넨은 항우울작용에 효과적이다. 면역증진에 효과가 있는 미르센은 면역력이 약한 노인과 유아에게 좋다. 피톤치드의 세분화는 산림치유의 효과를 맞

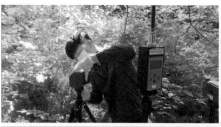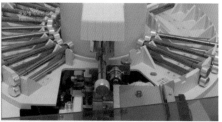

피톤치드 종류별 효능

피톤치드	효능
캄펜	저지혈증, 저콜레스테롤 혈증 항산화
알파피넨	항암, 항균, 항산화, 근육 완화 등
캠퍼	항암, 국소마취제, 항히스타민, 항바이러스제, 소독제
베타피넨	항우울, 항산화, 항염
베타미르센	항산화, 항박테리아

춤형으로 제공할 수 있다는 것에 의미가 있다. 국립산림치유원 치유자원조사팀 이경민 팀장은 산림치유를 위해 숲을 선택할 때 어떤 피톤치드의 함량이 높은지 종류를 살펴보라고 말한다.

"나무의 수종에 따라서 가지고 있는 정유물질이 다르고, 정유물질이 발산되는 발산량 또는 포집되는 포집량이 달라지는 이유가 있습니다. 숲의 기상과 습도가 영향을 많이 미치기 때문입니다. 그래서 피톤치드 자체의 양이 어떤 숲이 더 많은지 비교하는 것은 의미가 없습니다. 해당 숲에 어떤 종류의 피톤치드가 많은지, 그 피톤치드가 나에게 맞는 물질인지 알아보고 숲을 찾아가는 것이 산림치유에 도움이 됩니다."

독일의 철학자 칸트는 시계처럼 규칙적인 생활을 한 것으로 유명하다. 매일 새벽 5시에 일어나 차를 마시는 것으로 하루를 시작하는 칸트는 오전 7시부터 강의와 집필 활동을 했고, 1시가 되면 하루의 유일한 식사인 점심을 즐겼다. 밤이 되면 2시간 독서를 한 후 정확히 10시에 잠자리에 들었다. 이렇게 철두철미하게 시간을 지켰던 칸트가 절대로 빼놓지 않는 일과가 있었는데, 바로 산책이었다. 이웃들은 산책로에 칸트가 나타난 것을 보고 오후 3시인 걸 알아차릴 정도였다.

'노동 뒤의 휴식이야말로 가장 편안하고 순수한 기쁨이다' 칸트가 남긴 명언이다. 그는 학문과는 상관없는 곳에서 휴식을 취할 때 의외의 발견이 이루어졌다며 휴식의 중요성을 여러 차례 언급했다. 머리를 비워주고 문제의 해답을 얻는 기회를 만들어주는 휴식의 힘. 때론 내 몸의 불편함과 통증을 치유해주기도 한다. 심신의 재활부터 질병의 예방까지 숲을 찾으면 그곳에 답이 있다.

해안 걷기(노르딕 워킹)
: 도구를 사용해 전신으로 걷기

최선영(가명, 54세) 씨는 해수욕장 근처에서 식당을 운영하고 있다. 바쁜 시간이 지났는데도 할 일이 끊이지 않는다. 시간 날 때마다 정리해두지 않으면 정작 손님이 몰릴 시간에 감당이 안 된다.

직장생활을 그만두고 식당을 운영한 지 12년. 건강을 돌볼 시간이 없었다. 그런데 3년 전, 갑자기 양쪽 어깨에 전기가 통한 것 같은 심한 통증이 느껴졌다. 양팔을 들 수 없을 정도로 고통스러웠다. 결국 왼쪽은 오십견, 오른쪽은 석회성건염이라는

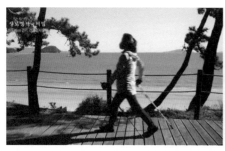
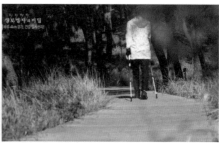

진단을 받았다. 조금 더 악화되면 수술까지 해야 하는 상황이었다. 그러던 중 최선영 씨는 어깨 통증을 줄일 수 있는 걷기 운동법을 찾았다. 폴을 짚고 걷는 노르딕 워킹이다.

2년 전, 가게 앞 바닷가에서 군청 주관으로 노르딕 워킹 강습회가 열렸는데 그때 처음 배웠다. 노르딕 워킹은 폴을 집고 어깨를 뒤로 활짝 젖히는 자세로 걷는 운동이다. 강습회 이후 최선영 씨는 자신의 폴을 사서 아침이나 저녁에 시간 날 때 하루 1시간 정도 걸었다. 처음에는 어깨가 아파서 팔을 뒤로 뻗지 못할 정도였지만 지금은 자신 있게 팔을 뒤로 뻗을 수 있게 되었다. 3개월쯤 지나자 통증이 조금씩 나아졌고 6개월이 지나자 확실히 달라졌다.

"지금도 통증이 있긴 해요. 하지만 노르딕 워킹을 하기 전보다 많이 줄었어요. 통증이 20퍼센트 정도 있는 것 같은데 이 정도는 견딜 만해요. 무엇보다 얻은 게 많아요. 몸이 가벼워졌고 살이 빠져서 자신감이 많이 생겼어요."

노르딕 워킹 방법

노르딕 워킹은 기본 자세를 올바르게 배워야 제대로 할 수 있다. 보폭은 폴 길이만큼 넓게 하고 몸은 곧게 세운다. 팔은 곧게 펴고 어깨는 최대한 뒤로 젖히면서 폴과 다리는 지면과 60도 기울기로 걷는다. 이때 앞쪽 손은 주먹을 쥐고 뒤쪽 손은 펴서 스틱을 밀

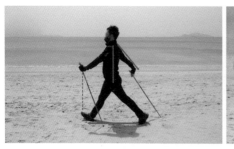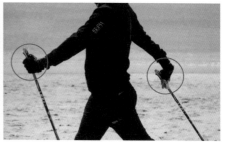

어내듯이 하며 걸어야 한다. 노르딕 워킹은 두 손에 폴을 잡아서 지면을 누르는 순간 자세가 꼿꼿해지면서 척추가 펴지게 된다. 중요한 것은 그 상태에서 어깨를 뒤로 젖히는 것이다. 어깨를 완전히 젖히지 않으면 손을 엉덩이 뒤로 보내기 쉽지 않다. 그래서 척추를 곧게 펴고 처음에는 어깨를 인위적으로라도 뒤로 젖혀주는 연습을 하고 익숙해지면 힘을 빼는 것이 중요하다.

노르딕 워킹은 초반에 동작이 익숙하지 않은 상태에서는 생각보다 힘이 많이 들어서 정확한 자세로 걷는 것이 어려우므로 꾸준한 연습이 필요하다.

노르딕 워킹 효과

노르딕 워킹은 어떤 운동 효과가 있을까? 세 명의 노르딕 워킹 숙련자가 직접 운동 효과를 측정해봤다. 세 명의 피실험자는 연령과 운동 경력에 차이가 나도록 조합했다. 몸에 측정 장치를 부착하고 일반 걷기와 노르딕 워킹을 각각 시행했다.

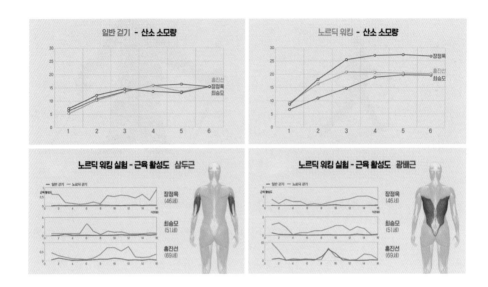

측정 결과 피실험자 모두 노르딕 워킹 때 보폭이 넓어지는 것으로 나타났다. 또한 같은 시간을 걸으면 일반 걷기보다 노르딕 워킹 때 산소 소모량이 훨씬 많은 것으로 확인됐다.

근육의 활성도에서도 일반 걷기와 비교해서 노르딕 워킹이 전반적으로 높게 나타났다. 특히 삼두근, 광배근, 척추기립근, 후방삼각근의 활성도가 높은 것으로 측정됐다. 일반 걷기에 비해 노르딕 워킹 때 상체 근육 활성도가 상대적으로 더 높아지는 것이다.

종합하면 일반 걷기 운동은 하체 근육과 허리에 주로 근활성이 증가하는 반면, 노르딕 워킹은 하체는 물론 상체 근육까지 근활성이 증가한다. 동시에 자연스럽게 보폭이 넓어져서 상대적으로 에너지 소모량이 더 높은 것으로 나타났다. 노르딕 워킹은 일반 걷기 운동에 비해 운동 효과가 더 클 것으로 기대된다.

해안에서 걷는 이유

광주보건대 물리치료과 김성수 교수팀은 해양자원이 노인의 신체와 정신에 미치는 영향을 확인하기 위해 실험을 실시했다. 한 그룹은 바다에서, 다른 그룹은 도심에서 노르딕 워킹을 하는 것이다. 일주일에 2회, 8주 동안 이루어진 실험에서 어르신들은 몇 발 못 가서 숨 가빠했던 초반의 모습은 어디 가고 이제 모래 위 4km 완주가 거뜬해졌다.

"배가 나왔었는데 많이 빠졌어요. 예전에는 배가 볼록 나와서 보기 싫었어요. 노르딕 워킹을 계속하니까 살이 빠졌어요."

"옛날에는 무릎이 아파서 서서 바지를 못 입었어요. 그런데 노르딕 워킹을 하고 나서 이제는 서서 입어요."

연구팀은 프로그램 시작 전과 8주 후 노인들의 신체적 정신적 분석을 시행했다. 심장기능의 운동 효과를 확인할 수 있는 심박수의 경우 두 그룹 모두 증가했지만 바다 운동 그룹의 증가 폭이 확연히 컸다. 관절 강화와 직결되는 보폭의 변화에서도 바다에서 운동한 그룹의 증가 폭이 더 컸다.

딱딱한 바닥에 발을 디디면 충격이 전해지는 지면 반발력은

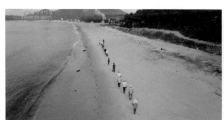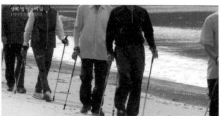

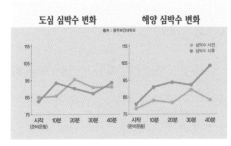

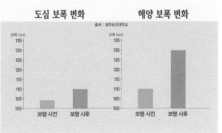

모래사장에서 상대적으로 약해진다. 그만큼 충격이 줄어드니 관절에 가해지는 압력도 떨어질 수밖에 없다. 바다에서 하는 노르딕 워킹은 관절에 부담이 덜 하면서 오히려 운동량과 체력은 훨씬 좋아지는 것이다.

바다에서의 노르딕 워킹은 체력적인 부분도 향상되지만 함께 얻은 것이 또 있다. 바로 뇌기능이다. 8주 전과 후를 비교했을 때 바다 운동 그룹의 기억력 감퇴 개선 폭이 컸다. 김성수 교수는 노르딕 워킹이 뇌를 건강하게 하는 이유는 함께 사용하는 폴에 있다고 말한다.

"운동을 하면서 뇌를 건강하게 하려면 운동만 할 것이 아니라 다른 뇌의 기능을 같이 사용해야 합니다. 노르딕 워킹은 폴이라는 도구를 사용해 팔과 다리의 움직임을 계속해서 생각하고 움직이기 때문에 뇌기능이 훨씬 좋아진다고 볼 수 있습니다."

무엇보다 바다에서 노르딕 워킹을 하면서 스트레스가 없어지고, 기억력이 좋아지고, 기분이 좋아진다고 말한 이들이 많았다. 일본에서 발표된 자료에 따르면, 26명에게 파도가 치면서 만들어지는 초음파를 들려주고 뇌파의 움직임을 측정한 결과 편히 쉬거나 명상을 할 때 나타나는 뇌파인 알파파가 증가했다. 또한 파도의 초음파를 임의로 삭제해 들려준 그룹은 파도의 초음파를 들려준 그룹에 비해 긴장, 절망, 분노 등 부정적인 감정이 더 나타났다.

최근에는 얕은 바닷가의 파도와 모래가 치유자원으로 활용되고 있는 경우도 많이 늘고 있다. 특히 뇌졸중 후유증을 가지고 있는 환자에게 바다는 최고의 훈련 장소가 된다. 파도가 치면서 발생하는 압력은 균형감각을 기르는데 도움을 준다. 또한 뇌졸중 환자는 발을 앞으로 옮길 때 근육을 많이 사용한다. 발이 푹푹 빠지는 모래 위에선 딱딱한 표면에서보다 더 많은 근육을 쓰기 때문에 바닷가 모래사장에서 훈련을 한 후 일반 도로에서 보행을 하면 훨씬 더 가벼운 느낌을 받을 수 있다.

실제로 얕은 바닷가에서 보행훈련을 한 뇌졸중 환자의 훈련 전후 보행 속도를 비교한 결과, 훈련 전보다 보행 속도가 증가했고 균형기능 역시 유의미하게 향상된 것으로 확인됐다.

고령 사회에서는 만성질환이 증가하고 현대 문명사회에서

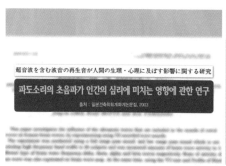
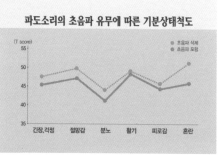

파도 소리의 초음파가 인간의 심리에 미치는 영향(일본건축학회계획논문집, 2003)

는 스트레스성 질환이 자연스럽게 증가하게 된다. 이러한 질환은 약물치료로 한계가 있다. 사회 변화에 따라 자연을 치료자원으로 활용하는 보조요법이 떠오르고 있다. 이를 막무가내로 활용한다면 민간요법 밖에 될 수 없다. 그러나 의학적 과학적으로 검증한 후에 의학치료의 보조요법으로 활용한다면 사회적으로 의료비와 약물 절감 효과까지 기대해볼 수 있다.

수중 걷기
: 관절 부담을 줄이는 최적의 걷기

전 국토가 바다로 둘러싸인 일본은 해양자원을 활발하게 이용하는 국가 중 하나다. 일본 오키나와에 위치한 해양치유센터(카리유시 칸나 탈라소 라구나)는 바캉스 겸 치유를 위해 방문하는 관광객이 많고, 건강 증진을 위해 지역주민들도 자주 찾는다. 해양치유센터에서 진행하는 수중 운동은 회원들의 건강 전반에 도움을 주고 있다고 한다.

수중 운동 지도자 즈기 리카는 "회원 30명을 대상으로 운동 교실을 시작하기 전과 3개월 후를 비교해보면 체중이 평균 0.7kg 감소하였습니다. 최대치의 경우 60대 남성이 8kg 감소하였습니다. 회원 중 가장 많은 분에게 공통으로 나타난 효과는 혈압으로 평균 12포인트 내려간 걸 확인했습니다"라며 수중 운동의 효과를 설명했다.

해양치유센터의 수중 운동이 이와 같은 효과를 발휘하는 비결은 물에 있다. 해양치유센터 앞에 있는 칸나해변에서 끌어온

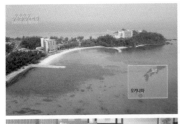
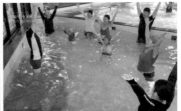
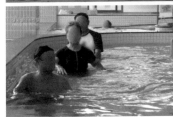
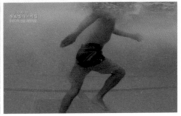

바닷물을 정수해 운동에 사용하는 것이다. 이때 안정감을 주는 물의 온도가 중요하다. 해수를 정화해 사용하는 물의 온도는 35.5~36.5도로 일정하게 맞추고 있다. 바닷물과 우리 몸은 염도 차이가 있다. 그로 인해 바닷물에 몸을 담그면 몸속 노폐물 배출을 돕고, 따뜻한 해수 온도는 지속적으로 운동을 가능하게 해 운동 효과를 높인다.

나카소네 할아버지는 10년 전, 복부대동맥류 진단을 받았다. 대동맥이 파열할 경우 사망률이 70퍼센트에 이르는 무서운 질환이다. 나카소네 할아버지는 혈액순환을 좋게 하기 위해 해양치유센터에서 물속에 몸을 담그거나 수중 걷기를 하며 재활치료를 하고 있다.

타나카(53세) 씨는 3년째 시간이 날 때마다 수영장을 찾는다. 8년 전, 작업을 하던 중 쇠 파이프가 무릎을 관통하는 사고를 당했다. 당시 의사는 그에게 앞으로 똑바로 걷는 것은 불가능하다고 말했다.

　제대로 걷지도 못하는 상태에서 타나카 씨는 해수치료를 시작했다. 그가 이용하는 수영장은 25m 높이의 바닷물 수영장이다. 물속에서 움직일 때 해수의 부력을 이용해 체중 부담을 줄일 수 있었고, 저항을 활용해 근력을 기를 수 있었다. 타나카 씨는 부력과 점성이 뛰어난 바닷물이었기에 치유의 효과가 더 컸다고 믿는다.

　"무릎에 철심을 꽂는 수술을 받았어요. 뼈가 몇 개로 조각났다고 이해하시면 됩니다. 해수치료를 시작하고 1년 정도 지났을 때 상태가 좋아지는 걸 느꼈어요. 이제 보통 사람들처럼 물에서 발장구도 치고 잘 걷게 되었어요."

　바닷물은 다양한 미네랄이 풍부해 일종의 저항을 만들어 낸다. 이를 해수 점성이라고 한다. 해수는 담수보다 부력이 강하다는 점을 이용해 아쿠아 피트니스나 수중 걷기 운동으로 활용된다. 통증이 있어서 운동치료를 하지 못하는 사람이 물에서 무리 없이 제대로 걸을 수 있게 되어 근육이 붙고 맨땅에서 걸을 때 통증이 완화되었다는 사례를 다수 볼 수 있다.

　일본뿐만 아니라 한국에서도 수중 운동을 즐기는 사람이 점점 늘고 있다. 쌀쌀한 날씨에 사람들은 야외 온천에 모여 수중 운동 수업을 받는다. 회원들 대부분이 한때 관절염으로 고생했지만 수중 운동만큼은 즐기면서 할 수 있다. 같은 동작이라도 물에서 하다 보니 관절 부담이 줄어 몸을 움직이기가 훨씬 수월하다.

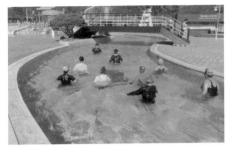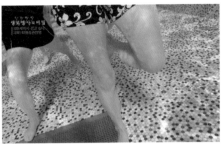

"나처럼 70대가 되면 땅 위에서 운동하기 힘들잖아요. 그런데 물속에서는 다리를 들었다 났다 해도 힘이 안 들어요."

"저는 다리 수술을 두 번이나 했는데요, 발목이 시큰시큰하고 무릎도 많이 안 좋았어요. 그런데 수중 운동을 한 뒤로는 많이 좋아졌어요."

"수중 운동을 1년간 했어요. 운동 전에는 계단을 오를 때 무릎이 아파서 한 층조차 오르기 벅찼지만 꾸준히 운동한 덕분에 이제는 한 층 한 층 계단을 오를 수 있게 됐어요."

수중 운동의 매력에 빠진 사람은 연령이 높거나, 부상 경험이 있거나, 퇴행성관절염을 앓는 사람이 대부분이다. 땅 위에서 힘들어 멀리했던 운동이 수중에서는 전혀 부담스럽지 않다고 말한다.

특히 수중에서 하는 운동은 관절을 유연하게 할 뿐만 아니라 무릎의 부담을 줄이면서 무릎 주변의 근력을 키울 수 있어 퇴행성관절염 환자에게 권장하는 운동이다. 근력이 생기면 관절에 충격이 가해져도 영향을 덜 받는다. 근력 운동만큼 관절에 좋은 처방전은 없다.

일반적으로 물 높이가 무릎 정도 되면 부력에 의해 체중의 30퍼센트 정도 부담이 줄어든다. 허리 높이에서는 약 50퍼센트, 어깨 높이에서는 70~80퍼센트의 체중 부담이 줄어들어 무리 없이 운동할 수 있다. 물속에서 열심히 뛰거나 걸어도 무릎 부담이 땅 위에서보다 훨씬 적어 효율적으로 운동할 수 있다. 또한 물속에서 움직이면 균형감각과 심폐기능을 향상시킬 수 있기에 꾸준한 운동으로 근력만 키운다면 땅 위에서도 무릎의 부담 없이 걸을 수 있는 날이 올 것이다.

KBS 〈생로병사의 비밀〉 제작진

책임 프로듀서 : 송현경

하루 4km 걷기, 건강 일사천리!
(2021.06.02 방송)
- 연출 : 김희선
- 작가 : 조용오

걸음아 나 살려라 '10cm 더' 1~3편
(2020.05.06 /07.22 /09.16 방송)
- 연출 : 안진, 정연희
- 작가 : 조용오

건강수명 늘리는 자세 혁명
(2020.01.29 방송)
- 연출 : 송현경
- 작가 : 강은영

약이 되는 걷기, 독이 되는 걷기
(2019.11.06 방송)
- 연출 : 안진
- 작가 : 조용오

쉼이 치유다 휴양의학 (2019.10.09 방송)
- 연출 : 김규식
- 작가 : 정지영

몸이 보내는 경고, 뒤태를 주목하라
(2019.08.07 방송)
- 연출 : 김규식
- 작가 : 정지영

흡연보다 위험한 의자병
(2019.07.03 방송)
- 연출 : 이지희
- 작가 : 이승희

100세까지 걷고 싶다
– 극복! 퇴행성관절염 (2018.12.19 방송)
- 연출 : 정병권
- 작가 : 박하나

내 몸 살리는 등산
(2018.10.10 방송)
- 연출 : 문형열
- 작가 : 이혜나

뱃살, 당신을 노린다! (2018.09.12 방송)
- 연출 : 전수영
- 작가 : 김민정

내 다리가 아픈 이유,
종아리를 주목하라! (2018.08.29 방송)
- 연출 : 이제석
- 작가 : 조용오

바다의 선물, 해양치유
(2018.08.15 방송)
- 연출 : 김규식
- 작가 : 정지영

맨발이면 청춘이다!(2017.08.23 방송)
 연출 : 이석진
 작가 : 이한별

100세 건강 – 무릎부터 튼튼하게
(2017.04.26 방송)
 연출 : 윤중경
 작가 : 이혜나, 정지영

계단 오르기 프로젝트
– 일상이 운동이다(2016.10.26 방송)
 연출 : 이석진
 작가 : 김은란, 정지영

세월의 무게, 퇴행성관절염
(2016.08.31 방송)
 연출 : 이남기
 작가 : 김민정

전국은 지금, 계단 오르기 열풍
(2016.05.25 방송)
 연출 : 이석진
 작가 : 김은란

습관 변화 프로젝트 2편
– 일어서야 내 몸이 산다(2016.03.30 방송)
 연출 : 윤성도
 작가 : 김민정, 조용오

습관 변화 프로젝트 1편
– 계단, 건강을 오르다(2016.03.23 방송)
 연출 : 이석진
 작가 : 김은란, 정성해

방송의 날 기획 국민건강 프로젝트
계단혁명(2014.09.03 방송)
 연출 : 이석진
 작가 : 이윤희

KBS 生/老/病/死/
생로병사의 비밀

걷기만 해도
병이 낫는다

펴낸날 초판 1쇄 2022년 3월 31일 ｜ 초판 8쇄 2024년 3월 15일

지은이 KBS 〈생로병사의 비밀〉 제작팀

펴낸이 임호준
출판 팀장 정영주
편집 김은정 조유진 김경애
디자인 김지혜 ｜ **마케팅** 길보민 정서진
경영지원 박석호 유태호 신혜지 최단비 김현빈

인쇄 (주)상식문화

펴낸곳 비타북스 ｜ **발행처** (주)헬스조선 ｜ **출판등록** 제2-4324호 2006년 1월 12일
주소 서울특별시 중구 세종대로 21길 30 ｜ **전화** (02) 724-7637 ｜ **팩스** (02) 722-9339
인스타그램 @vitabooks_official ｜ **포스트** post.naver.com/vita_books ｜ **블로그** blog.naver.com/vita_books

ⓒ KBS 〈생로병사의 비밀〉 제작팀, 2022

ISBN 979-11-5846-375-5 13510

비타북스는 독자 여러분의 책에 대한 아이디어와 원고 투고를 기다리고 있습니다.

책 출간을 원하시는 분은 이메일 vbook@chosun.com으로 간단한 개요와 취지, 연락처 등을 보내주세요.

비타북스 는 건강한 몸과 아름다운 삶을 생각하는 (주)헬스조선의 출판 브랜드입니다.